脳科学者が教える
「ストレスフリー」な脳の習慣

有田秀穂

JN107894

青春新書
INTELLIGENCE

はじめに

「どうも、気分が重くてすっきりしない」

「なんとなく憂うつで、疲れがとれない」

そうした症状の原因は、毎日のストレスにあるかもしれません。仕事や人間関係の煩《わずら》わしさ、子育てや介護の悩みなど、私たちのまわりはストレスの原因で満ちあふれています。

ストレスのない世界に逃避できれば、どれほど幸せかと思っている人もいるかもしれませんが、それには社会との関係を絶ち、山奥で自給自足の生活をするしかありません。それができる人はほとんどいないでしょう。

むしろ、技術の進歩によって仕事や生活のサイクルが桁《けた》違いに早くなり、気が休まる暇もないのが実情です。

社会生活を営んでいる限り、ストレスをゼロにすることは不可能です。重要なことは、ストレスを避けるのではなく、ストレスとどうつきあうかにあるのです。

そもそも、私たちは現代のデジタル生活から逃れることはできません。起きているときも寝ているときも、世界中どこに行ってもデジタル情報が追ってきます。スマートフォンやパソコンから離れられなくなり、目を疲れさせ、神経をすりへらしているのが現代という社会です。

高度成長期ならば、仕事で少しつらいことがあっても、我慢をすればその先にはいい生活が待っていました。しかし、今の日本では、我慢をしてもなかなか報われません。これでは、気分がなえてしまうのも無理のないことです。精一杯がんばったところで、ストレスで心がポキンと折れてしまうことになりかねません。

そうした状況に追い打ちをかけたのがコロナ禍《か》です。感染への恐れに加え、私たちは生活様式の変化を余儀なくされ、新たなストレスが生まれています。

では、どうすればよいのでしょうか。それは、「生きていくうえでストレスがかかるのは当然」という前提のもと、ストレスを上手に受け流す工夫をすることです。

そこで、ストレスフルな時代を軽やかに生きる「ストレスフリーな脳」をつくるための習慣を解説したのが本書です。必要なのは、私たちの体に備わっている「ストレスを消す機能」を活性化することです。特別な薬も高価な器具も必要ありません。

ぜひとも、本書の内容を参考にして、変化の時代を強く楽しく生き抜くための「ストレスフリーな脳」を手に入れてください。

『脳科学者が教える「ストレスフリー」な脳の習慣』　目次

【1章】

ストレスはゼロにしなくていい

心の復元力を高める「ハッピーホルモン」

【2章】

不安、イライラは「1日5分」で消せる!

ストレスをリセットする脳のしくみ

【3章】

今日からはじめる「ストレスフリー」な脳の習慣

日常生活のひと工夫でストレスに強くなる

【4章】

本当の幸せは「脳」が教えてくれる

ウィズコロナ時代を生きるヒント

編集協力　二村高史
本文デザイン　ベラビスタスタジオ

【序章】

最新脳科学でわかった！コロナストレスに負けないヒント

ストレスに強い脳、弱い脳の違い

ストレスに弱い人が増えている2つの理由

2019年末、中国・武漢市に端を発したといわれる新型コロナウイルス感染症（COVID‐19）の爆発的流行は、またたく間に世界各国に広がり、世界的大流行（パンデミック）を引き起こしました。私がこの文章を書いている2020年末現在も、まだ終息の見通しがついていません。そして、この新型コロナの蔓延《まんえん》は私たちの生活を根底から変えてしまいました。

2020年春に政府から出された緊急事態宣言は、海外のような厳しいロックダウンの措置こそありませんでしたが、不急不要の外出や都道府県境を越える移動の自粛を求められて、商店や飲食店は休業または営業時間短縮を余儀なくされました。

手洗いやマスクの着用が呼びかけられ、企業においても、可能な限りネットを利用して自宅で仕事をする、いわゆるリモートワークをおこなうところが増えていきました。

こうした措置は時間の経過とともに緩和されたものの、新型コロナの流行が収まったわけではなく、まだまだもとの生活様式に戻るまでには時間がかかることでしょう。あるいは、二度と戻ることはないかもしれません。

そんな状況のもと問題になっているのが、私たちのメンタルヘルスです。これまで心身ともに健康だった人が、うつうつとして沈み込んだり、怒りっぽくなったり、家庭内暴力を起こしたりという話をよく耳にするようになりました。つまり新型コロナの蔓延によってストレスを受け、「コロナうつ」「コロナストレス」と呼ばれる症状に悩まされている人が増えているのです。

その原因は、大きく分けて2つあると考えられます。

1つは、新型コロナそのものに対する不安です。誰もがかかる可能性がある病気ですし、重症化すると苦しいだけでなく命にかかわる恐れもあります。特効薬もまだないことから、不安を抱くのは無理もないかもしれません。さらに間接的な影響として、コロナ禍による収入減や失業といった経済的な不安も見逃せません。

もう1つは、自粛生活における生活習慣の変化があります。ウイルスを避けようと自宅にひきこもった結果、運動や日に当たる時間が減ったり、他人と会話する機会が減ったりすることで、メンタルに不調が出てきたという人がかなり多いように見受けられるのです。

強制的な「ひきこもり」生活が脳に与える影響

実は、ひきこもり生活による運動不足、太陽光を浴びない生活、他人との会話のない暮らしというのは、セロトニンという神経伝達物質（脳内物質）を減らしてしまう要素になるのです。

セロトニンは脳内にあるセロトニン神経から分泌され、私たちの精神状態を健やかに保つという大事な役割を果たしています。セロトニンが脳内にたっぷり存在していれば、私たちはちょっとやそっとのストレスにも動じることがありません。イヤなことがあってもすぐに気分転換できたり、失敗してもくじけずにチャレンジを繰り返せる、いわば「ストレスフリー」で過ごせるのは、セロトニンのおかげといってもいいでしょう。

セロトニン神経は、太陽の光を浴び、適度な運動をして、周囲の人と楽しく触れ合うことで活性化されていきます。しかし、「新しい生活様式」が求められ、ひきこもり生活が続いて、孤独な状態で家の中にじっとしていると、セロトニン神経はしだいに弱っていき、セロトニンの分泌量が減ってしまいます。その結果ストレスに弱い脳になってしまうのです。

新型コロナの自粛生活によって、コロナうつ、コロナストレスというメンタルヘルスの問題が浮き彫りになったのは、セロトニン神経の働きからすると当然といってもいいでしょう。

セロトニンがさらに欠乏していけば、朝の目覚めが悪くなり、イヤなことがあっても気分転換をしにくくなります。テレビやネットで流される暗いニュースを見聞きしては、ネガティブな気分になって落ち込むばかり。そうなると、外に出て元気に動き回ろうとも、友人と会って話そうとも思えず、さらに悪循環に陥ってしまいます。

やがては、ささいなことでキレやすくもなるでしょうし、自律神経失調症にもなってしまいます。最終的には、本当のうつ病になる恐れもあるのです。

これまでも、私はセロトニン神経の研究者として、パソコンやスマートフォン中心のデジタル生活がメンタルヘルスに悪影響を及ぼすということを主張してきました。それでもまだ、コロナ以前では、会社への通勤や買い物がそこそこ運動になりますし、会社の同僚や近所の人とのおしゃべりが、なんとかセロトニン神経の活性化に役立っていました。

しかし、新型コロナによって、そうした生活習慣も制限されてしまったのです。これまで意識していなかったようなちょっとした生活習慣が、実はメンタルヘルスにとって重大な問題を引き起こすと、多くの人々は新たに認識したのではないでしょうか。

私たちは、ウイルスに感染しないために家にひきこもりましたが、それが長期間続くと、元気だった人が病んでしまうという状況を目の当たりにしました。

逆にいえば、「新しい生活様式」のもとでも、セロトニン神経をうまく活性化させる工夫ができれば、私たちは「ストレスフリーな脳」を手に入れることができ、不安に振り回されることがなくなるのです。

セロトニン不足の生活ではストレスに弱くなる

もちろん、家にひきこもっていても、なんとか生活を維持できているのは、デジタル技術の発達のおかげです。家にいながらにして、仕事、買い物、情報収集、友人とのやりとり、そして遊びに至るまで、手元にあるパソコンやスマホでできるようになりました。それですべてができるのですから、すばらしい発明であることは間違いありません。

しかし、その便利さが諸刃《もろは》の剣《つるぎ》となり、セロトニン神経を弱らせる原因となっています。そして、セロトニンがきちんと出ない生活を続けていることが、イライラを引きずったり、睡眠の質を低下させたりといった状況を生み出す理由にもなっています。

かといって、デジタル機器なしでは仕事も生活もできないことは明らかです。重要なことは、パソコンやスマホとのつきあい方を学ぶことです。これが、現代人にとってストレスフリーに生きるための急務といってよいでしょう。

私たちは、朝起きてから夜ベッドに入るまで……、いやベッドに入ってからもスマホをいじる生活にどっぷりとつかってしまいました。これは、大昔から生きてきた人間の営みからすると、とんでもないことなのです。

昔の人間は、太陽が出ると外に出て体を動かして、狩りをしたり畑を耕したりしていました。汗水たらして、体を動かして、太陽も浴びるというのは、セロトニン神経が自然に活性化される暮らしです。そういう生活の中で、人間は1万年以上も生きてきたのです。そんな暮らしが、つい20年ほど前まで続いていました。

ところが今は、机の前に座りっぱなしで何でもできるようになりました。太陽の光を浴びず、体もほとんど動かさない。それでも仕事がきちんと成り立ち、お金が入るという便利な社会ができ上がりました。

コロナ以前は外出や通勤が気分転換や運動になる面もありましたが、コロナ禍ではそれもできなくなってしまいました。それでは、セロトニン神経を活性化するいとまがありません。ストレスはただたまる一方になってしまったのです。

ストレスが加われば、コルチゾールと呼ばれるストレスホルモンが副腎皮質《ふくじんひしつ》から分泌されることはよく知られています。同時に、セロトニン神経が抑制されてしまうこともわかっています。つまり、ストレスが加わることでセロトニン神経が弱り、結果としてストレスに押しつぶされやすくなってしまうわけです。

「ストレスフリーな脳」をつくる3本柱

そもそも、ストレスのない世の中というのはありません。まったくストレスがない世界があったとしたら、私たちは努力をしなくなることでしょう。お客さまや上司のプレッシャーがあるから仕事に励むのであり、締め切りというストレスがあるからこそ期間内に間に合わせようと仕事をするのです。

もし、ストレスがなければ、いつまで経ってものんびりして、努力をしないことでしょう。適度なストレスがあるからこそ、私たちは向上心を持つのです。

重要なのは、ストレスが許容範囲を超えそうなときに、それにつぶされてうつ状態になってしまうのか、それを受け流して飄々《ひょうひょう》と生きていられるかということにあります。

どんな人でも、ストレスを受ければストレス反応が出て、コルチゾールが分泌されることに変わりはありません。ストレスに勝てる人間はいないのです。あのお釈迦《しゃか》さまでさえも、さまざまな苦行《くぎょう》をした末に、どんなことをしてもストレス（苦）に打ち勝つことはできないと悟りました。

ですから、私たちに残されているのは、ストレスに勝つのは不可能だという前提のもと、いかにストレス中枢を鎮めて、ストレスを受け流せるかを考えることです。

はたして、そんな方法はあるのでしょうか。

結論からいえば、あります。

そこで重要になるのが、すでに紹介したセロトニンのほか、オキシトシン、メラトニンという体内物質です。この3本柱が、私たちがストレスを受け流すために重要な役割を担っています。

セロトニンを増やす方法は2章以降で詳しく説明しますが、それに加えて近年オキシトシンの新しい性質が発見されたのです。

幸福感をもたらす「セロトニン」と「オキシトシン」

オキシトシンというホルモンの存在自体は、昔から知られていました。それは母親が持つ、出産や育児に欠かせない「愛情ホルモン」という位置づけでした。

たとえば、出産時に分泌されることで子宮を収縮させ、分娩《ぶんべん》を進める働きを持っています。また、赤ちゃんがお母さんの乳首を吸うことが刺激になってオキシトシンが分泌され、その働きによって母乳が出てくるのです。

ところが、2000年ごろになって、そのオキシトシンの新しい働きが発見されました。それは、ストレス中枢の興奮を鎮める機能です。ストレス中枢の興奮が鎮まれば、外部からストレスが与えられても、セロトニン神経がそう簡単に弱ることはありません。ストレスを受け流して、気分よく幸せに生活していくことができるのです。

しかも、子どもを産んだお母さんだけでなく、老若男女、どんな人でもオキシトシンを分泌できることがわかりました。そのキーワードは「心地よい触れ合い」。心を許した人との優しい接触やリラックスできるおしゃべりなどが、オキシトシンの分泌を促すのです。

私は、セロトニンとオキシトシンの2つをセットにして、「ハッピーホルモン」と呼んでいます。厳密にいうと、ホルモンというのは血液を通じて全身の器官に働きかけるものなので、脳内で働くセロトニンはホルモンの範疇《はんちゅう》には含まれません。それでも、セロトニンの働きにはホルモンに近いものがあるために、一般の人にイメージしやすいよう、私はこう呼ぶことにしています。

ハッピーホルモンをしっかり分泌することは、ストレスの多い世の中を生きるために不可欠の条件といってよいでしょう。

質のよい睡眠をもたらす「メラトニン」の効用

ストレスに負けない心身をつくるために、もう1つ大切なホルモンがメラトニンです。メラトニンが睡眠にかかわる物質だということは、耳にしたことがあるかもしれません。

そして、ストレス解消と睡眠には深い関係があることは、経験的におわかりと思います。ひどくイヤなことがあっても、ぐっすりと一晩眠ることで、翌朝にはすっかり気分がよくなったという体験は誰にもあることでしょう。質のよい睡眠をとることができれば、ある程度のストレスは十分に消すことができるのです。

では、質のよい睡眠をとるにはどうしたらよいでしょうか。

実は、それに深くかかわっているのが、メラトニンというホルモンです。メラトニンは「睡眠ホルモン」とも呼ばれているように、これが脳内の松果体《しょうかたい》から分泌されると、私たちはぐっすり眠ることができます。そして、興味深いことに、メラトニンをつくる原料となるのがセロトニンなのです。

質のよい睡眠をとるには、昼間セロトニンがたくさん出る生活をして、メラトニンの原料をしっかり蓄える生活をすることが不可欠です。

メラトニンが正常に分泌されないと、眠りの指令を出すことができないので、夜になっても眠くなりません。お風呂に入って布団にくるまることで自然に眠れるというわけではなく、そこにはメラトニンというホルモンがかかわっているのです。

このように、ハッピーホルモンであるセロトニンとオキシトシン、それに加えてメラトニンの3つは、それぞれが密接に関係を持ちつつ、私たちがストレス社会を生きていくうえで、大切な3本柱となっているのです。

脳科学的に見た「新しい生活様式」の問題点

これまで私たちが過ごしてきた現代生活というものは、多くの人が都会に密集し、お互いに密接にコミュニケーションをとることで大きな進歩を遂げてきました。人々は密閉された部屋の中に閉じこもることで、温度も湿度も人工的にコントロールでき、効率よく仕事ができたわけです。

そう考えてみると、都会生活というのは、「密閉・密集・密接」という、いわゆる「三密」によって成り立っていたともいえます。三密が私たちの現代生活を特徴づけていたのです。

ところが、人間にとって効率のいい町は、ウイルスにとっても感染を広げるのに都合のよい場所でした。三密は、新型コロナが広がる願ってもない条件となってしまったのです。

そこで、新型コロナの対策として打ち出されたのが三密を回避することでした。通勤や通学はなるべく避け、ソーシャルディスタンスを守り、自宅からテレワークを行ったり、オンライン授業に参加したりするなどの「新しい生活様式」です。

では、新型コロナが終息したら、もとの生活に戻ることができるのでしょうか。私は、完全に戻ることはないと思っています。ウイルスが完全に消えるということは考えられませんし、たとえ新型コロナが終息したとしても、いずれまた別の感染症が登場することでしょう。

となると、三密を避けたひきこもり生活は、程度の違いはあるにせよ、今後も続ける必要があるということです。

しかし、ひきこもり生活というのは、運動不足や外部とのコミュニケーション不足になるだけでなく、生活のリズムも乱れがちです。ハッピーホルモンであるセロトニンやオキシトシンが分泌されにくい生活環境といってよいでしょう。つまり「ストレスに弱い脳」になってしまう恐れがあるのです。

もちろん、新しい生活様式にはメリットもたくさんありますので、大いに取り入れるべきだと私は思っています。仕事の種類にもよりますが、毎朝の通勤電車で時間や体力を消耗することなく、自然環境のよい場所に住んでテレワークをするという生活は、今後増えていくことでしょう。

ただし、1つ間違えると、ハッピーホルモンが不足してしまうというデメリットがあることを忘れてはいけません。

そんなことがないよう、新しい生活様式のもとでも「ストレスフリーな脳」をつくることを意識して、ハッピーホルモンをたっぷり分泌させることを心がけてほしいと思います。

【1章】

ストレスはゼロにしなくていい

心の復元力を高める「ハッピーホルモン」

「心の復元力」が、ストレス社会を生き抜く武器になる

新型コロナウイルスが流行する以前から、私たちの生活はストレスに満ちた状態でした。満員電車に揺られて会社に通い、同僚や上司との人間関係に悩みながら、売上や成績に一喜一憂する人がいるかと思うと、近所づきあいや親戚とのしがらみ、あるいは家族のトラブルで思い煩う人がいます。

まさに、現代人は悩みの連続の中で生きているといっても過言ではありません。

しかも、近年は景気の低迷や雇用情勢の悪化によって、私たちを取り巻く環境はさらに厳しくなってきました。そこに、新型コロナが追い打ちをかけた形となってしまいました。私たちの暮らしている社会は、まさに「ストレス社会」なのです。

そんなストレス社会にあって、うつ病をはじめとして心や精神を病む人は増える一方です。年間2万人という自殺者の多くも、そうしたストレスがなんらかの引き金になっていると考えられます。

これは日本だけの問題ではないようで、WHO（世界保健機関）が2030年には『健康な生活に影響を及ぼす疾病』の第1位がうつ病になると予測しているほどです。

たとえ病気とは診断されなくても、慢性的な疲労感や倦怠感《けんたいかん》を覚える人や、気分が滅入ってしかたがないという症状を訴える人は数えきれません。

ところが、その一方で、このストレス社会にありながら、元気いっぱいに生きている人が少なからずいることも事実です。

同じような環境で生活しながら、一方はうつ病になり、もう一方はたくましく生きている。その違いは、いったいどこからきているのか、不思議に思ったことはありませんか。

私は、その違いを決定づけているのが、その人の心のありようだと考えています。具体的にいえば、ストレスを受けたときに、心の復元力や回復力を持ち合わせているかどうかが、このストレス社会を生き抜くための大きなポイントだと考えています。

なぜ、打たれ弱い人が増えてきたのか？

ストレスに強く打たれ強い人は、心の復元力が強い人です。

だから、仕事や人間関係でトラブルに見舞われても、「今はうまくいかないが、そのうちなんとかなるだろう」「確かに失敗はしてしまったが、これをいい糧《かて》としよう」と考えることができるのです。

でも、心の復元力を持ち合わせていないと、ストレスを受けたとたんに、すぐにへこたれてしまいます。上司に文句をいわれたり、家族や友人との仲がうまくいかなかったりすると、とたんに落ち込んでしまうのがこのタイプの人です。

ここ20年ほど、うつ病患者や自殺者が増加してきた原因は、こうした復元力を持つ人が減ってきたことと深い関係があると私は考えています。

では、復元力の強い心を持つ人とは、具体的にどのような人でしょう。

中国や東南アジア諸国を旅行したことがある方は、現地でこんな人々をよく見かけたのではないでしょうか。市場で丁々発止《ちょうちょうはっし》、値切り交渉を繰り広げる客と店主、あるいはバスや列車が20分や30分遅れようと動じることもなく悠然としている乗客――こうした人々を目にするたびに、私は「たくましいなあ」と感心してしまいます。

かつては、日本にもこうした「たくましい人」がたくさんいました。

私の父や母の世代は、戦時中、物資の不足や空襲の恐怖のなかで、明日をも知れない状態で生き抜いてきました。戦後になると、軍国主義から民主主義へと価値観が大転換するとともに、食糧不足のなかで生きるか死ぬかの苦しい生活を送ってきたのです。

そうした体験によって受けた衝撃は、現代社会のストレスの比ではありません。それでも、人々は希望を持って懸命に働き、日本を復興させてきたわけです。この世代の人たちには、本当の意味での「たくましさ」があったに違いありません。いわば「ストレスに負けない心」を持っていたのです。

それに比べて現代の日本はどうでしょうか。もはや生死をかけた争いというものは姿を消し、日々の生活は比べものにならないほど便利になりました。さらに、インターネットの発達によって、家に居ながらにして世界中の情報が瞬時に入ってきます。

ところが、そうした便利さと引き換えに、グローバル化による競争激化によって仕事における精神的緊張は増すばかり。家にパソコンを持ち帰って、まさに1日24時間労働をしているような状態になってしまいました。

実は、私の長年の脳科学の研究によって、そうしたストレスだらけの社会環境の変化が、「たくましさ」や「心の復元力」を失わせたことがわかってきたのです。

かといって、現代の社会環境を昔のような状態に戻すことはできません。それならば、私たち自身の精神の状態をもう一度見つめ直して、ストレスに負けない心を養うのが最善の方法です。

ストレスによって失われた「心の復元力」を鍛え直す方法は、おいおい紹介していくことにしましょう。その方法を身につけることで、あなたはストレス社会を生き抜く武器を手に入れることができるのです。

「ストレスフリー」を体現しているダルマの姿

「心の復元力」ということばを聞いたとき、私が連想するのはダルマの置物です。

手足がなく、転んでもすぐに起き上がる、あのダルマの姿とありようこそが、私のイメージする「心の復元力」、そして「ストレスフリーな脳」を体現しています。

その理由として、第一に、ダルマには手がありません。手がないというのは、物事をうまくコントロールしたり、イヤなものを払いのけたりできないことを意味しています。

私たちは、何かのストレスに襲われたときに、それに伴う不快な点を克服しよう、あるいは相手を打ちのめしてやろうと考えがちです。ところが、手がなければ文字通り手出しができません。つまり、ストレスと戦ってなんとか解決しようとする意思を、自ら放棄しているわけです。そう、ダルマに手がないことは、ストレスや悩みに対してムダな抵抗をしないことを象徴しているのです。

第二の理由は、ダルマに足がないことです。足がなければ逃げることができません。ストレスに襲われたとき、足があれば今いるところから簡単に逃避できますが、ダルマにはそれができません。そこにとどまるしかないのです。

手がないことで戦うことをせず、足がないことで逃げることすらしない。ただ、じっとそこにたたずんでいるのが、ダルマの姿であり、私にはそこに「ストレスフリー」な生き方の核心を見ることができます。

ダルマというと、壁に向かって9年間坐禅《ざぜん》を続け、ついに悟りを開いたという達磨《だるま》大師の故事ばかりが強調されがちです。しかし、あの置物を見ていると、むしろそこには「戦わない」「逃げない」という人間のありようが込められているような気がしてならないのです。

転ばない人より「七転び八起き」できる人が強い

手足のないダルマは、ストレスを受けるだけの弱い存在なのでしょうか。

いいえ、そうではありません。

そこで、「七転び八起き」ということわざが大きな意味を持ってきます。

ダルマの形をした起き上がり小法師《こぼし》は、叩かれたり押されたりすると、いったんは倒れるものの、必ずまた起き上がってきます。普通の置物や人形ならば、叩いたり押したりするとすぐに倒れてしまって、もとに戻ることはありません。ところがダルマは、そこでまた何事もなかったようにクルッと立ち上がってくるのです。この復元力はすごいことだと思いませんか。

人間に当てはめてみてください。仕事でミスを犯して落ち込んでいたかと思っていたら、翌日には元気いっぱいで出社してきた。親に叱られて当たり散らしていたのに、5分後にはケロッとしている——これが、倒れても、すぐにもとに戻ることのできる人です。

そして、これこそが、私の考える「ストレスフリーな脳」の持ち主なのです。

そもそもストレスがない世の中というものは存在しません。ストレス自体をなくそうとしてもそれは不可能です。どんな会社でも家庭でも、何かしらのストレスはあるものなのです。それならば、ストレスは必ずあるということを前提としたうえで、なおかつストレスと無理に戦わず、しかも逃げない。さらに、ストレスに襲われたら、いったんはへこむことがあっても、確実に起き上がることが私たち現代人には求められているのです。

ダルマの片目は、社会を見通す「心の目」

大願成就を祈るダルマには、最初に目を書き入れます。

私は、「ストレスフリー」とは、ストレスのなかで手も使わず足も使わず、倒れても確実に起き上がってくるようなありようだと述べました。そのときに大切なのは、ダルマのように片目はつねに見開いていることだと思うのです。

会社での人間関係、家庭内のトラブル、社会の矛盾など、私たちを襲ってくるストレスに対して、けっして目をつぶることもそらすこともない。カッと目を見開いて事の本質や人間の本心を見通す目を養うことが重要です。そう考えると、この目はもちろんものを見る目ではありますが、同時に「心の目」を表しているように思えてきます。

では、事の本質や人の本心を見通す「心の目」とは、具体的に何を指しているのでしょうか。

それは、相手の気持ちや考えを読み取る心です。

私たちには、ことばを使わなくても他人とコミュニケーションをする能力が備わっています。たとえば、相手のちょっとしたしぐさや目つき、視線などを観察することで、私たちはその人の心の動きや考えを、かなりの程度知ることができます。

こうした能力こそが、「心の目」なのです。そして、この能力を兼ね備えているからこそ、私たちは他者と共感することが可能になるわけです。

逆にいえば、「心の目」を社会に向けて開いていないと、他人の気持ちや心を推し量ることができません。自分勝手な行動に走ったり、自分の殻に閉じこもってしまう結果になりがちです。

つまり、あの片目を見開いているダルマの姿というのは、社会とのコミュニケーションを図り、共感する力を象徴していると思えるのです。外界に向けて目をしっかり見開きながら、それでも戦わず、逃げずにいるという状態は、まさに「ストレスフリー」な生き方を体現しているのではないでしょうか。

大願成就で目を書き入れる意味

大願が成就すると、ダルマのもう片方の目に目玉が入ります。ここに至るまでの過程は、人の生き方をよく示していると私は思います。信念を持ち続け、困難や障害に遭っても「七転び八起き」でやっていくと、最後には願いが叶う——そんな象徴として、私たちは願をかけて、神棚や目立つ場所にダルマを飾るわけです。

願いというのは人によって、お金持ちになりたい、いい成績をとりたい、美しくなりたい、試合に勝ちたいなど、さまざまでしょう。そうした夢や希望を思い描いて、私たちは努力を積み重ねます。

そして、努力が実を結んで夢や希望が叶い、お金持ちになったり試合に勝ったりといった報酬が私たちにもたらされると、それに合わせてもう片方の目が開かれるわけです。そうして見ると、願い事が叶ったときに入れる片目は、「生きる目標」の象徴と呼んでいいでしょう。

報酬のために努力する――もちろん、これは私たちの人生において欠かせない要素です。誰もが夢や希望を持っているからこそ、それを目指して努力ができるからです。ただ、そうした夢や希望だけを目標に生きていると、思わぬ落とし穴が待ち構えています。

確かに、右肩上がりの高度成長期ならば、そんな夢や希望を糧にして努力していけば、誰でもそれなりに〝夢の実現〟という報酬を得ることができました。

しかし、景気低迷の長期化や雇用情勢の悪化によって、お金持ちになる、出世をするといった従来型の夢や希望は実現しにくい世の中になってきました。それ以前に、日本経済はすでに成熟期を迎えて、大きな成長が望めなくなっています。もはや、誰もが自分の夢や希望を叶えられるという時代ではなくなってきたのです。

今やいくらがんばっても、給料も地位もなかなか上がりません。むしろ、給料や地位が下がることもあれば、下手をすればリストラされることだってあります。現代の日本のような時代では、出世やお金持ちになることを人生の目標としている限り、幸せになることは不可能なのです。

さらに、過去に例を見ないような自然災害が頻発するようになりましたし、新型コロナが世界的に流行して感染症の恐ろしさも実感しました。実際に、昨日まで賑《にぎ》わっていた店が一夜にして客足が途絶えたり、好景気に沸いていた業種が突如落ち込んだりという事例を、私たちは目の当たりにしました。世の中の不確実性はさらに増すばかりです。

では、そんな時代には、何を人生の指針とすればよいのでしょうか。

その答えも、実はダルマが用意してくれています。ヒントは、願いが叶ってから開く目ではなく、ずっと見開いている目にあります。

そう、現在の世の中において本当に大切なのは、しゃにむに個人的な目標を実現しようと邁進《まいしん》することではなく、社会に目を開き、他者と共感しながら生きていくことなのです。今の時代で幸せな人生を求めようとするなら、他者とのコミュニケーションを大切にして、何よりも共感する力を磨くことです。

打たれ強い自分に変わる「ハッピーホルモン」

「ストレスフリーな脳」は、誰でも手に入れることができます。「つらいことがあると、すぐにへこんでしまう性格だから無理」「私は生まれつき気が弱いから」という人もいるかもしれませんが、そんなことはありません。鍛え方しだいで、誰でもストレスに負けない、打たれ強い人になることができるのです。

ストレスに耐える力が生まれつきのものではないことは、長年の脳神経の研究からも証明されています。その科学的な根拠や具体的なトレーニングの方法については2章以降で詳しく説明しますが、結論からいうと、ハッピーホルモンであるセロトニンとオキシトシンを増やすことよって、そうした力を身につけることができるのです。

そもそも、性格というもの自体、生まれつきということはありません。

確かに、人間の脳細胞の数は、生まれたときにほぼ決まっており、一部の細胞を除いて増えることがありません。しかし、細胞の数自体は増えなくても、知識や経験を積むことによって、細胞同士をつなぐ神経のつながりはどんどん複雑化していきます。これによって、私たちは知識や経験を自分のものにしていくのです。

つまり、脳というものはあくまでも生後の環境によって発達するものなのです。知識や経験が環境によって育まれていくことはもちろん、性格もまたそうした知識や経験をもとにして、後天的につくられるものだということを頭に入れておいてください。

また、日本人と欧米人では、生まれつきストレスに耐える能力に違いがあるのではないかと考える人もいるでしょう。実際に、日本人の脳と欧米人の脳を比較した研究者もいるのですが、決定的な差を見出すことができませんでした。やはり、人種の差よりも生まれ育った環境差のほうが大きいと考えられます。

欧米に限らず、中国や東南アジア諸国でも、大変な生活環境でたくましく生きている人をよく見かけます。しかし、それは彼らが生まれつきたくましかったわけではなく、周囲の環境に適応するため、あるいはそうした教育を受けてきたために、ストレスに負けないたくましさを手に入れたに過ぎません。

「ストレスフリーな脳」は持って生まれたものではなく、ハッピーホルモンを増やすちょっとした努力を続けるだけで、今からでも誰もが手に入れることができるものなのです。

【2章】

不安、イライラは「1日5分」で消せる！

ストレスをリセットする脳のしくみ

打たれ強さの源は脳内セロトニン

ダルマの置物が「七転び八起き」できるのは、腹のなかに重しが入っているためです。この重しがしっかりした重量を持っているために、叩かれても小突かれてもすぐにもとの状態に戻ることができるわけです。

もし、ダルマに重しがなかったり軽いものだったりしたらどうでしょうか。コテンと倒れてしまうと、もう起き上がれなくなってしまいます。

人間の心の動きもこれに似ています。仕事で失敗をしても、友人とちょっとした行き違いがあっても、すぐに立ち直ることができる人もいれば、ちょっとしたストレスでも落ち込んでしまい、なかなか回復できない人もいます。この違いは、心のなかに重しがどれだけあるかに左右されていると考えることができます。

では、人間にとっての重しに当たるものは、いったい何なのでしょうか。

それは、セロトニンという神経伝達物質です。セロトニンは脳内にあるセロトニン神経から分泌される物質で、これが脳内にたっぷり存在していれば、ダルマの重しがしっかりしている状態になります。セロトニンこそが「ストレスフリーな脳」をつくる復元力の源なのです。

ところが、セロトニンの量が減ってしまうと、重しが軽くなってしまいます。そうなると、私たちはストレスに耐える力が弱くなってしまいます。

セロトニンは、私たちがストレスを受けても、落ち込んだり、やみくもに対抗したりすることなく、どっしりと落ち着いた気持ちで生きていくために、なくてはならない大切な物質なのです。

イライラが止まらないのは性格のせいではなかった!

たとえば、通勤時間の駅のホームを歩いていると、見知らぬ人の肩がぶつかってきたのに、相手は何もいわずにそのまま去って行ってしまった。そんなときの自分自身の反応が、ときによって変わることはありませんか。

あるときは、ムカッとしてイヤな気分がいつまでも残り、会社に着いても「礼儀知らずなやつだ」と腹を立てているかと思えば、ときによっては「混雑していたのだからしかたがない。あの人にも事情があったのだろう」と考えて、すぐに忘れてしまうこともあります。

これは、セロトニンの状態に違いがあったからかもしれません。脳内のセロトニンの量が充分でないと、重しがうまく働きません。重しのないダルマが、叩かれてもすぐにはもとに戻らないのと同じように、ちょっとしたストレスを受けただけでも平常心を失ってしまうのです。いつまでもうじうじと文句をいい続けたり、場合によってはその場でキレて大声で怒鳴り散らすということにもなりかねません。

しかし、セロトニンがたっぷり脳内に蓄積されていると、ちょっとやそっとのストレスを受けても、すぐにもとに戻ることができます。重しがしっかりしているために、少しのことには動じない状態でいられるからです。

もちろん、ぶつかった瞬間は、ムッとしたり、腹を立てたりするのは人間として当然のことです。ときには「気をつけろ」ぐらいいってもおかしくはありません。

問題はその先です。セロトニンが減っていると、いつまでも腹を立てた状態でいたり、時間が経ってもムカムカし続けてしまうのです。しかしセロトニンがたっぷりあれば、その場で腹を立てたとしても、それでおしまい。そこから先はうだうだと考えることがありません。

ストレスをさらっと受け流せるかどうか、それを左右するのがセロトニンというわけです。

受け流すというのは、けっして逃げることではありません。一瞬カッと興奮するかもしれないけれども、すぐにもとの冷静な顔に戻っている様子を思い浮かべるといいでしょう。それがまさに、ダルマに象徴される「心の復元力」を持っている状態です。

脳の中心にあるセロトニン神経

それでは、セロトニンはどのようにしてできるのでしょうか。

セロトニンを分泌するセロトニン神経は、脳幹《のうかん》という場所に存在する神経です。脳内には合計で約１４０億個の神経細胞があるといわれていますが、そのうちの数万個がセロトニン神経に当たります。

セロトニン神経の働きについて説明する前に、まずは脳全体について簡単に説明しましょう。脳は複雑な構造を持っていますが、ここでは本書に関係の深い部分に絞って紹介することにします。

1．大脳皮質《だいのうひしつ》

脳の外側を覆っている部分で、言語や知能をつかさどっています。人間がほかの動物に比べて高度な知能を持っているのは、この大脳皮質が発達しているためです。

2. 大脳辺縁系《だいのうへんえんけい》

大脳皮質の奥にある部分で、感情をつかさどっています。人間だけでなく犬や猫のような動物も持っており、喜怒哀楽や快・不快などの感情や情動もここから発生しています。

3. 前頭前野《ぜんとうぜんや》

大脳皮質にあり、人間として社会生活をするのに不可欠な働きをし、集中力や意欲、共感などにかかわっています。詳しい働きについては3章で説明します。

4. 視床下部《ししょうかぶ》

大脳辺縁系の奥にある構造です。食欲や性欲など、生存に不可欠な行動に関連しています。

5. 脳幹

脳神経の中枢部であり、呼吸、血液循環など、生命の維持に不可欠な機能のほか、脳や体全体の活動レベルを調節する働きを持っています。脳幹は進化の過程でもっとも古くから存在する部分で、「最古の脳」とも呼ばれています。

セロトニン神経があるのは、脳幹のほぼ中央に位置する縫線核《ほうせんかく》という部分です。いわば、脳のへその部分にセロトニン神経があるわけです。その位置からしても、セロトニン神経の重要性が想像できるでしょう。

脳の情報伝達のしくみ

セロトニン神経は、脳全体にさまざまな情報を送って、心と体をコントロールしています。その手段となるのが、セロトニンという神経伝達物質というわけです。

セロトニン神経が活発であればセロトニンの分泌が多くなり、弱くなれば分泌が少なくなります。そして、分泌が多ければ、それだけ情報も脳全体に伝わりやすくなります。

とはいえ、1つひとつの神経細胞は、ごく小さいものです。これで、どうやって広い脳全体に情報を伝えることができるのでしょうか。

その役割を負っているのが、神経細胞から突き出している軸索《じくさく》という器官です。これがケーブルのような役割をはたして次の神経細胞と接続して、次々に情報を遠く離れたところに送り届けているわけです。

ただし、神経細胞と神経細胞の間には隙間が空いています。そこで、その隙間を越えて情報をバトンタッチするために、神経伝達物質を使っています。詳しくいうと、軸索の末端にインパルスと呼ばれる電気信号の衝撃が到達すると、そこから神経伝達物質が放出されて、さらに次の神経に情報が送られるというしくみになっているのです。

セロトニン神経でいうと、神経細胞のインパルスの衝撃が末端に達することでセロトニンが放出されて、相手の神経細胞の表面にあるセロトニン受容体がそれを受け取るわけです。

セロトニン以外にも、このような神経伝達物質は100種類以上存在しています。そして、神経伝達物質の種類や成分によって、心や体に興奮が引き起こされたり、抑制が利いたりというように、作用が変わってくるわけです。

セロトニン神経が活発に働くのは、目が覚めている時間帯です。つまり、朝起きてから夜寝るまで、セロトニン神経は休むことなくインパルスを出し続けていることになります。

【脳の構造とその働き】

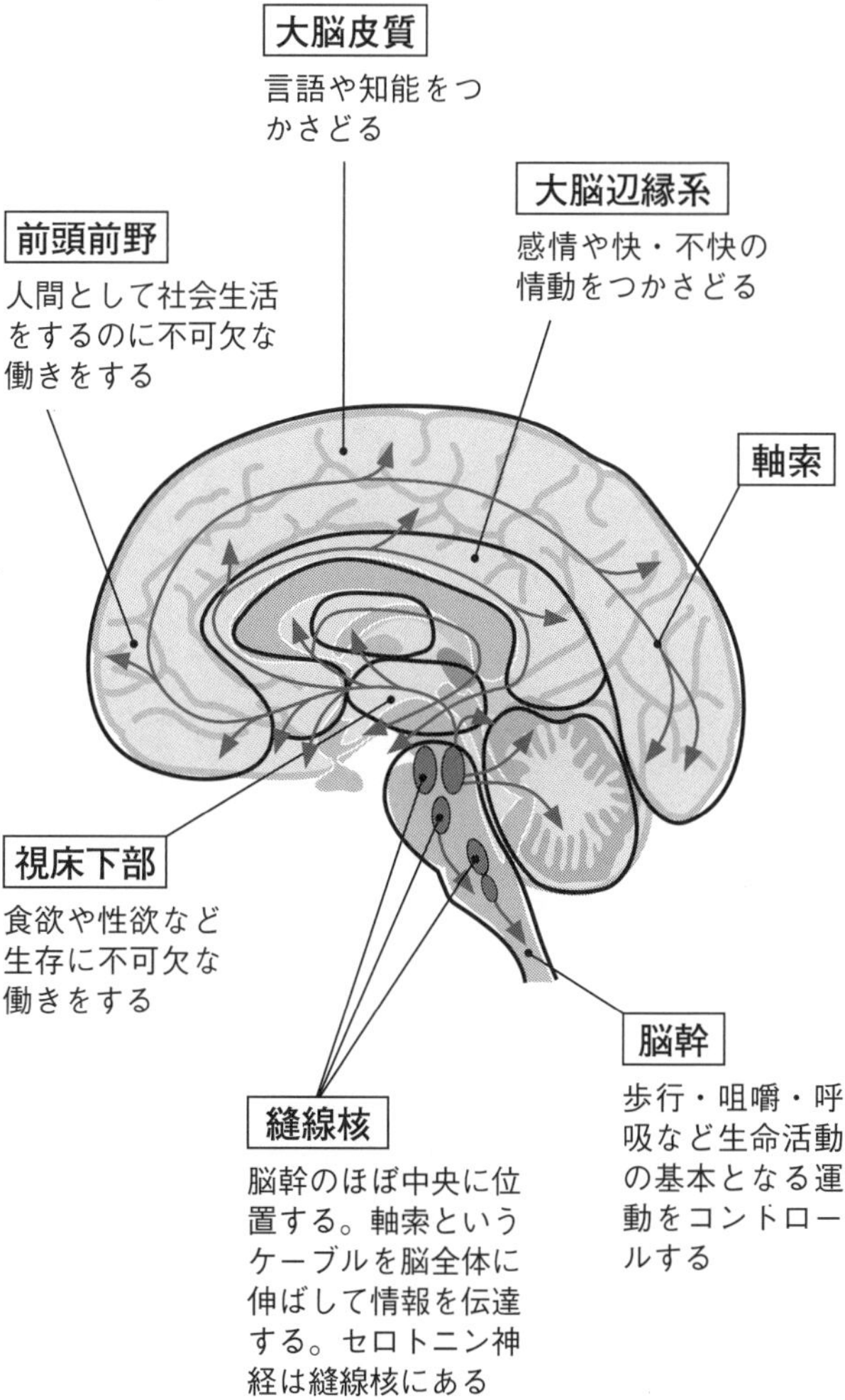
大脳皮質
言語や知能をつかさどる
大脳辺縁系
感情や快・不快の情動をつかさどる
前頭前野
人間として社会生活をするのに不可欠な働きをする
軸索
視床下部
食欲や性欲など生存に不可欠な働きをする
脳幹
歩行・咀嚼・呼吸など生命活動の基本となる運動をコントロールする
縫線核
脳幹のほぼ中央に位置する。軸索というケーブルを脳全体に伸ばして情報を伝達する。セロトニン神経は縫線核にある一方、睡眠中はセロトニン神経の活動が弱くなり、セロトニンはほとんど分泌されなくなります。

体を動かすのではなく、活動レベルを変える働き

セロトニン神経が「ストレスフリーな脳」をつくる理由を、脳科学的に説明していきましょう。

セロトニン神経には、ことばを話したり、ものを見たり、体を動かしたりといった、直接肉体を動かす機能はありません。その代わりに、心や体の活動レベルそのものをコントロールしています。

したがって、セロトニン神経がきちんと働かないと、私たちの心と体はバランスある働きや動きができなくなってしまうのです。

セロトニン神経の働きを大きく分けると、次の5つにまとめることができます。とくにはじめの3つが「ストレスフリーな脳」をつくり出すことに深く関係しています。

1．すっきり爽快な意識をつくり出す

2．平常心を維持する
3．交感神経を適度に興奮させる
4．痛みを軽減させる
5．よい姿勢を維持する

1は、私たちが心地よい人間生活を送るうえでの基本です。大脳皮質の活動を適度に調節しながら、その働きを高いレベルで維持するという、人間の脳にとって理想的な覚醒状態をもたらします。

2は、「ストレスフリーな脳」をつくる中心となる働きといってよいでしょう。私たちの心が内外の影響を受けて大きく変化するのは当然ですが、それが極端になると日常生活にも支障をきたしてしまいます。セロトニン神経は、そうした感情の振れ幅が大きくなりすぎないようにする機能を持っているのです。

3は、自律神経をコントロールする働きです。これも「ストレスフリーな脳」には欠かせません。自律神経は交感神経と副交感神経という2つの神経からなっており、お互いがバランスをとりながら、脈拍、血圧、代謝、呼吸などをコントロールしています。このうち、起きているときに優位になるのが交感神経で、心や体を緊張、興奮状態に導きます。セロトニン神経は、目覚めたあとの活動がスムーズになるよう、交感神経を適度に刺激するのです。

4は、痛みによる神経の伝達を抑制する働きです。痛みに対してもつらさを感じなくなるため、気分を落ち着かせるという意味においては「ストレスフリーな脳」とも関連してきます。

5は、姿勢を維持するのに重要な、首の筋肉や背骨まわりを支える筋肉、下肢の筋肉、表情をつくる筋肉に適度の緊張感を与える働きです。

セロトニンを減らす2つの原因

セロトニンがそれほど大切な物質なら、たっぷりつくって脳内にためておけばいいのではないかと思うかもしれません。

しかし、残念ながらそうはいかないのです。脳内のセロトニンの量は、日々減っていくという性質を持っているからです。1日単位で見ても、夕方になれば朝よりも減ってしまいます。

セロトニンを減らす原因は2つあります。

1つは、セロトニンには一定量以上つくりおきができないという性質があるためです。セロトニン神経の軸索は何本にも枝分かれして、複数の神経細胞に接続しているのですが、そのなかの1本がぐるりと自分自身の細胞に戻っています。これは「自己受容体」と呼ばれており、セロトニンの量を調節する働きをしています。

ここで自分が出しているセロトニンの量をチェックして、多すぎればもとに戻すということをしているため、セロトニンを長期間ためておくことはできないのです。

もう1つの理由は、ストレスによってセロトニンが減っていくためです。

セロトニン神経が情報を伝える際、神経細胞から相手の神経細胞のセロトニン受容体へ向けて、神経伝達物質であるセロトニンを放出する、ということは、先ほど述べた通りです。

ところが、私たちが肉体的、精神的ストレスを受けると、脳内の視床下部のストレス中枢に刺激が与えられて、結果的にセロトニン神経のインパルスの頻度が減ってしまいます。そのために、放出されるセロトニンの量も減ってしまうわけです。

ここで問題なのは、私たちの生きている現代社会には、ストレスのない場所というのは、どこにも存在しないという事実です。人間関係のストレス、仕事上のストレス、パソコン作業によるストレスなど、まさに世の中はストレスだらけです。

努力してセロトニンを増やすようにしない限り、どんどんセロトニン神経は弱っていき、「ストレスフリー」な心の復元力をつくるための重しはすぐに軽くなってしまいます。

それを解決する方法はただ1つ、日々セロトニン神経を鍛えるしかありません。

心の復元力が弱まると「うつ」になる!?

ストレスが加わっているのに、セロトニン神経を鍛えないでいれば、セロトニン神経はすっかり弱りきって、やがてセロトニンの量は絶対的に不足してきます。

すると、当然ながらセロトニンの働きである「すっきり爽快な意識をつくり出す」「平常心を維持する」「交感神経を適度に興奮させる」といった効果がもたらされず、脳の活動が全体的に低下していきます。

その結果として引き起こされるのが、「うつ病」にほかなりません。うつ病と脳内セロトニン濃度の低下が関係していることは、うつ病で自殺した人の解剖結果からも明らかになっています。

非常に大きいストレスというのは、家族や親しい人との死別でしょう。愛する人たちとの別れに直面すると、誰でもうつ状態になるものです。ダルマでいえば、ほとんどひっくり返った状態といってよいでしょう。

ただ、問題なのは、そこからもとの状態に戻れるかどうかということです。ひっくり返ること自体は当然のことであり、誰でも経験します。すぐにもとに戻るということはできないかもしれません。しかし、そこでセロトニンという重しを少しずつ補給していけば、最終的にはダルマのようにもとの状態に戻れるのです。

ところが、うつ状態になったままセロトニン神経を鍛えることを怠ると、セロトニンは減っていく一方となり、状態は悪化して本当の病気になってしまいます。つまり、うつというのは、「心の復元力」が弱まった状態であるといってよいでしょう。

以前から、精神科の先生方のなかには、几帳面《きちょうめん》な性格の人がうつになりやすいという「常識」があり、今でも一般ではそれを信じている人が多いようです。

しかし、最近増えている軽いうつというのは、必ずしも性格的な問題ではないというのが新しい常識です。毎日の生活習慣のなかでセロトニンを増やす機会が少なくなり、ストレスに対する復元力が弱まっていることが、大きな原因の1つなのです。「心の風邪」「心のケガ」ともいわれる最近のうつについては、生活習慣病の一種であると私は考えています。

念のためお断りしておきますが、すべてのうつ病が生活習慣によって起きるわけではありません。うつ病には、遺伝的にセロトニン不足が生じて発症する先天的なうつ病と、今ここで問題にしている生活習慣や環境などを原因とする後天的なうつ病の2種類がありります。

先天的なものは家系的に発症者が多かったり、うつ状態と躁《そう》状態が繰り返されるなど、特有の症状が見られます。この場合は、専門医の治療を受ける必要があります。しかし、生活習慣でセロトニンが不足するうつ病の場合は、軽症の段階ならば生活習慣を変えるだけで好転するのです。

セロトニン神経を鍛える3箇条

では、セロトニンを増やすには、どうしたらよいのでしょうか。

それには、脳内にあるセロトニン神経を鍛えて、充分にセロトニンが分泌されるようにするのが第一です。ここでは、その具体的な方法を解説しましょう。

セロトニン神経を鍛える基本は次の3つです。

1. 太陽の光を浴びる
2. リズム運動
3. スキンシップ

どうですか。どれも非常にシンプルでしょう。これならいつでも誰にでもできるはずです。こうしたトレーニングをおこなうと、5分ほどでセロトニン神経が活発になって、神経のインパルスの頻度が高まってきます。それに応じて脳内のセロトニンの分泌量が増えていくわけです。

トレーニングの種類や時期にもよりますが、それを20～30分続けることによって、セロトニン神経の活動レベルは高い状態を維持します。

もちろん、三日坊主で終わらせてはダメ。ご飯を食べるのと同じように、毎日続けていくことが何よりも大切です。心の復元力を高めて「ストレスフリーな脳」を自分のものにするには、そうやって脳内にセロトニンを日々補給していくほかに方法はありません。

それでは、この3つの方法について、順に詳しく説明していくことにしましょう。

1. 太陽の光を浴びる

太陽の光を浴びることは、セロトニン神経を活性化させるための、もっとも重要な要素です。

最近では、「日焼けやシミ、ソバカスが心配」「紫外線を浴びると皮膚がんの原因になる」といって太陽の光を避ける傾向がありますが、そんなに長く光を浴びる必要はありません。目安は「日光を浴びて気持ちいいな」と感じる程度がベスト。疲れてきたなと思ったらやめましょう。日光に長時間当たるのは、後述するように、セロトニン神経にとっても逆効果になります。

具体的な時間は、天候や時刻、場所、季節によって変わってきますが、5分からせいぜい30分、長くても1時間程度というところです。いうまでもなく、夏の光は強いために短時間に抑え、冬の光は弱いので長く浴びるという工夫は必要です。

また、セロトニン神経を活性化するには、2500ルクス以上の照度が必要とされています。蛍光灯の光は500ルクス程度ですから、会社や自宅の照明では不充分です。日中の太陽光なら、曇っていても5000ルクスほどあるといわれていますので、やはり太陽光を浴びることが大切です。

体のメカニズムからいえば、目の網膜《もうまく》に与えられた光の刺激が脳に伝わり、それがセロトニン神経を活性化するのですが、だからといって太陽を見るのがいいというわけではありません。目から入れるのはそんなに強烈な光でなくてもいいのです。むしろ、太陽を直接見るのは目にとって危険です。

外に出て太陽の光を浴びれば、充分な反射光が目から入ってきます。帽子をかぶっていてもかまいません。カーテンを開けて室内に太陽の光を取り入れるという方法でも、充分にセロトニン神経は活性化されます。反対に、外に出ていてもサングラスで目を覆ってしまうのは、セロトニン神経のためにはあまり効果がないことになります。

もちろん、太陽を浴びている間、日なたぼっこのようにじっとしている必要はありません。朝の通勤時間や散歩の時間に、日なたを見つけて歩くといった、ちょっとした工夫でいくらでも太陽光不足は解消されます。

朝、太陽の光を浴びることのメリット

太陽の光を浴びるのは、朝がベストです。

理由は2つあります。

1つは、日中に比べて朝は太陽の照度が強くないということ。20分くらい歩いてもあまり疲労感がたまりません。とくに夏場は昼間に外を歩くとすぐに疲れてしまうので、朝の散歩が最適です。

朝がいいもう1つの理由は、眠っている状態から覚醒状態に体が移っていく時間帯であるということです。セロトニン神経には、交感神経を適度に興奮させる働きがあることはすでに述べました。そこで、朝の時間帯にセロトニン神経を活性化すれば、体も心もすっきり目覚めることができ、生活にメリハリができます。間違いなくその日の仕事や勉強にもいい効果をもたらしてくれるでしょう。

朝こそ、セロトニン神経を鍛えるベストタイミングなのです。

大昔の人たちは、太陽が昇ると同時に目覚めて、太陽が沈むと眠りにつきました。それは、まさにセロトニン神経を鍛えるために重要な生活習慣だったのです。だからこそ、大昔の人たちは平原や森を走り回って獲物を追うことができたのであり、うつ病というのは存在しなかったのです。うつ病の原始人なんて、ちょっと想像できませんよね。

ところが、電気の発明によって、私たちは夜遅くまで起きてテレビを見たり仕事をしたりできるようになりました。もちろん、それによって生活が豊かになったというプラス面もありますが、セロトニン神経を弱らせる原因にもなってしまったのです。

とくに最近では、サービス業でも製造業でも、夜型にシフトして生活する人が増えています。そうなると、太陽の光を浴びることができず、セロトニン神経は弱っていく一方です。結果として、心や体のバランスを崩してしまうわけです。

作業をするだけなら蛍光灯の光でもかまいませんが、それでは心には効きません。先ほども述べたように、太陽光の照度は蛍光灯とは比べものにならないほど強いからです。

たまに夜勤をするくらいならまだいいのですが、1年の大半を夜型にシフトするというのは、人間の生理に反する誤った発想であるということを、世の中の経営者やメディアの人たちにはもっと理解してほしいと思います。

人間の心に太陽の光がいかに大事かは、冬場に太陽の光の恵みが極端に減ってしまう北欧の国々に行くとよくわかります。北欧の人たちの間には、冬季うつ病(季節性感情障害)という病気が冬の期間によく見られます。うつうつとして、まさに暗い気分になってしまう病気です。

その原因はもうおわかりでしょう。太陽の光が少ないために、セロトニン神経が弱ってしまうからです。

そこで、北欧の人はどうしているかというと、太陽並みの明るさを持つ光源に当たる「高照度光治療《こうしょうどひかりちりょう》」というものをしたり、太陽がさんさんと降り注ぐ南ヨーロッパに長期間出かけたりするわけです。太陽の光をしっかり浴びれば、うつうつとした気分も回復していくでしょう。

2. リズム運動

セロトニン神経を鍛える2番めの要因は、体を動かすことです。体を動かすといっても、サッカーやテニスのような激しいスポーツをする必要はありません。

ポイントは、一定のリズムで筋肉の緊張と弛緩《しかん》を繰り返す運動です。その条件に合っていれば、どんなものでもセロトニン神経は鍛えられます。たとえばウォーキング、ジョギング、自転車こぎ、ダンスは典型的なリズム運動です。

なかでも、どなたにもおすすめできるのはウォーキングです。ジョギングでもいいのですが、慣れていない人はウォーキングで充分。歩くときに心がけるのは、リズミカルに体を動かすこと。ちょっと体に負荷をかける程度に、リズムに乗って軽快に歩くことでセロトニンの分泌が盛んになっていきます。

1つだけ注意していただきたいのは、セロトニン神経を鍛えるためのリズム運動は、やせるための運動とは根本的に異なるということです。

ダイエットを目的とした運動は、いかにエネルギーを消費して脂肪を燃焼させるかということに重点を置きます。適度なレベルまでなら、同時にセロトニン神経も活性化できますが、やりすぎは禁物です。かえってセロトニン神経が弱ってしまうので注意してください。

今、私たちが求めているのは「ストレスフリーな脳」を手に入れることです。隆々とした筋肉をつくり上げることが目的ではありません。そのためには、ぐったり疲れるまで運動をしてはいけません。

もちろん、ウォーキングと太陽の光を浴びることを組み合わせれば、鬼に金棒です。しかも、それを朝におこなえば完璧。1日をスムーズにスタートさせることができます。朝は何かとあわただしいものですが、30分でもいいですから早めに起きて、家のまわりを歩いてみませんか。

雨の日は、歩くのが難しければスクワットがおすすめです。仕事や家事の合間に手軽にできるので、私もよくやっています。スクワットの場合も、リズミカルにおこなうのがポイントです。

リズム運動は身近にたくさんある

リズム運動はウォーキングやスクワットだけではありません。

たとえば、ダンスはリズム運動そのものです。なかでもセロトニン神経の活性化に効果があるのは、フラダンス、阿波《あわ》踊り、盆踊りなど。どれも体に負担をかけずに、体全体を動かすという共通点があります。

同じダンスでも動きが複雑なものは、うまく踊ろうとするあまりストレスがたまる可能性もあるので、よほど慣れているものでない限り、おすすめできません。

また、広い意味でのリズム運動として、しっかり食べ物を噛《か》むことも、セロトニン神経を鍛えることにつながります。顔や首の筋肉の緊張と弛緩を、リズミカルに繰り返すという意味では、やはりリズム運動の一種と考えられるからです。現にガムを噛むことによってセロトニンの分泌が増えるという実験データもあります。

ふだんの食事でも、ファストフードのような軟らかい食べ物ばかりとるのではなく、ご飯をよく噛んで食べるようにしてほしいものです。

ここで1つ注意点があります。激しすぎないリズム運動ならばなんでも効果はあるのですが、本人にとって難しいものや慣れていない運動は避けるようにしてください。その運動をしようとする段階でストレスが生じてしまうからです。たとえば、泳げない人が水泳でセロトニン神経を鍛えようとするのは適当ではありません。

あまり難しいことを考えずに、これまで紹介した運動のほか、階段の上り下りや縄跳びのように、日常生活に組み込んでできる運動や、すでに身についている単純な運動を、自分のペースでやることがセロトニン神経を鍛えるのには適しています。

がんばることよりも、マイペースでほどほどに負荷をかける程度にやること。それが、セロトニンを増やす最適の方法であり、「ストレスフリーな脳」を手に入れる近道でもあるのです。

「意識的な呼吸」がセロトニン神経を鍛える

呼吸――実は、これも大切なリズム運動の1つです。

「呼吸なんて、いつもやっているじゃないか」と思われるかもしれませんが、いつもの呼吸とはちょっと違うのです。

呼吸には、生きていくために不可欠な無意識の呼吸と、腹筋を使って意識的におこなう呼吸とがあります。前者は、生きている限り誰でもやっているものです。

しかし、セロトニン神経を活性化するための呼吸は、後者のほう。つまり、意識的に呼吸するやり方で、一般に呼吸法と呼ばれています。これは多少のテクニックが必要ですから、あまり無理をしないようにして試してみてください。

呼吸法は、腹筋を使うというところがポイントです。腹筋の収縮と弛緩をゆったりと、しかしリズミカルに繰り返すために、やはりこれもリズム運動の一種なのです。

無意識の呼吸は、大人で1分間に12～20回ほどですが、呼吸法の場合はそれよりもかなり回数が少なくなります。

呼吸法では、息を吐くことに重点を置きます。まず、腹筋を使って、ゆっくり肺のなかの空気を最後まで吐き出します。「もうこれで全部」と思ってからも、もう少し吐き出すことができるはずです。次に、その反動を利用して息を吸いましょう。

慣れない人は吸うばかりに集中しがちですが、そうではありません。しっかり息を吐くことができれば、吸うのは自然にできるのです。

この呼吸法は、お釈迦さまが２５００年前におこなったものであり、お坊さんの修行法として主に仏教の世界で伝えられてきました。呼吸法ということばは、坐禅、読経《どきょう》、武道、ヨガ、太極拳、気功、声楽、管楽器演奏など、さまざまな分野で使われていますが、実はどれも腹筋を使って深い呼吸をするという点で、根本的には同じことなのです。

逆にいえば、そうした修行や健康法を実践している人は、セロトニン神経が鍛えられている人といってよいでしょう。

ただ、いくら健康的とはいえ、慣れていない人がいきなり30分も続けるのは無理があります。腹筋が痛くなったり、下手をすると過呼吸の症状が表れる場合があります。最初のうちは無理をしないで、５分からはじめてください。そして、自分が気持ちいいと感じる範囲でやめるようにしましょう。

１分間の呼吸の回数は３～４回といったところですが、あまり厳密に考えることはありません。無理にその回数にしようとするとまたストレスになってしまうからです。また、最初はなかなか徹底的に吐くことができないかもしれませんが、徐々に慣れていけばいいのです。

そうしたゆるい気分でのんびりと楽しくやることが、セロトニン神経にとって何よりも大切なのです。

3. スキンシップ

セロトニン神経を活性化する3番めの要因は、人と人とのスキンシップです。なぜ、スキンシップをすることで心の復元力が高まり、「ストレスフリーな脳」に変わるのか、不思議に思われるかもしれません。

実は、これには「愛情ホルモン」と呼ばれるオキシトシンがかかわっています。

序章でも触れたように、オキシトシンというホルモンの存在自体は、20世紀のはじめごろには知られていました。しかし、それはあくまでも母親の母性ホルモンとしての存在でした。

お母さんが子どもを産むときには、脳の視床下部にあるオキシトシン合成細胞からオキシトシンが分泌されます。それが血液とともに体内をめぐり、子宮を収縮させて分娩を促すのです。

また、子育ての最中には、赤ちゃんがお母さんの乳首を吸うと、その触刺激が神経を介してお母さんの脳に伝達され、出産のときと同様に視床下部のオキシトシン合成細胞を活性化し、オキシトシンが分泌され、その働きで母乳が出るというしくみです。

さて、それまで母性ホルモンという位置づけだったオキシトシンですが、2000年ごろになると、母親だけでなく、未婚の女性も、男性、高齢者、子どもも、年齢・性別に関係なく、哺乳類《ほにゅうるい》の動物なら、みなオキシトシンが分泌されることがわかってきたのです。

では、そのオキシトシンがどのような刺激によって分泌されるかというと、それは心地よく触ること、つまりスキンシップなのです。そうすれば年齢や性別に関係なく、男性でも高齢者でも、オキシトシン合成細胞が刺激されることがわかりました。お母さんが乳首を吸われたときの触刺激もまた、スキンシップの1つであることはいうまでもありません。

「触れ合い」がオキシトシンを増やす

では、私たち人間がおこなうスキンシップのなかで、オキシトシンの分泌に効果的なのはどのようなものでしょうか。私たちがいろいろな方法で実験をしてきた結果、人と人が軽く触れ合うことがもっとも効果的であることがわかってきました。

いわれるまでもなく、小さな子どもが親に抱かれたり、恋人同士が手を握ったりすることで、人間は安心感や愛情を感じて心が穏やかになることはおわかりでしょう。

もっとも、ただ触ればオキシトシンが出るというわけではありません。極端な例ですが、セクハラやパワハラで触られては、ストレスホルモンが出るばかりで、オキシトシンは分泌されません。満員電車で自然に他人に触れた場合でも、オキシトシンは出ません。

一方、親子のように、よく知り合っている同士なら、手をつなげば心地よく感じます。これはオキシトシンが出ている証拠です。

愛し合っている者同士のハグやキスをはじめ、性行動自体もオキシトシンが出る心地よい触刺激だということが、研究によってわかっています。脳の研究者によれば、性行動の際のオーガズムのときに、男女のオキシトシンのレベルが一番高いということが報告されています。

つまり、家族やパートナーとのスキンシップ、さらにいえばペットとの触れ合いは、あまり難しいことを考えるまでもなく、オキシトシンを分泌させる行動なのです。

セロトニンとオキシトシンはつながっていた！

では、母性をもたらす「愛情ホルモン」であったオキシトシンは、未婚の女性や男性にとって、どのような効用をもたらすのでしょうか。ここで話がセロトニンに戻ります。

実は、オキシトシンには、セロトニンの働きを支援する作用があったのです。

そのヒントになるのは、オキシトシンがある場所です。オキシトシンを分泌するのは、脳内にある視床下部の室傍核《しつぼうかく》という場所です。この室傍核には、オキシトシン合成細胞がある場所です。この室傍核には、ストレス中枢の神経とオキシトシン合成細胞が隣り合わせにあることがわかっていますが、それは偶然ではありませんでした。オキシトシンが分泌されることで、その隣にあるストレス中枢の興奮を鎮めていたのです。

私たちにストレスが加わると、視床下部にあるストレス中枢が働き、副腎皮質からストレスホルモンであるコルチゾールを分泌するように指令が出ます。このとき分泌されるコルチゾールの量が適度であればいいのですが、現代のようなストレス社会では往々にして過剰に分泌されがちで、そうなると自律神経のバランスを崩したり、血圧や血糖値が上がりすぎてしまうという結果をもたらします。

ところが、このストレス中枢の隣に位置するオキシトシン合成細胞が活性化すると、ストレス中枢の興奮を鎮める働きがあることがわかったのです。

セロトニン神経がストレスに弱いということはすでに述べた通りです。ストレス中枢に刺激が与えられると、セロトニン神経のインパルスの頻度が減ってしまい、放出されるセロトニンの量も減ってしまうためです。

しかし、スキンシップによってオキシトシンが十分に分泌されれば、ストレス中枢の興奮が鎮まりますので、結果的にセロトニンの分泌量が減らずにすむというわけです。

もう1つ、オキシトシンによるセロトニン支援機能があります。それはセロトニン神経がオキシトシン受容体を備えているために、脳内でオキシトシンの分泌が増えると、自然にセロトニン神経も活性化されてセロトニンの分泌を促進するという効果です。

つまり、オキシトシンは「ストレス中枢の興奮を鎮めることでセロトニン分泌量を増やす」「セロトニン神経を活性化する」という二重の効果によって、セロトニンの働きを助けるのです。

したがって、年齢・性別に限らず、スキンシップによってたっぷりとオキシトシンを分泌させれば、自然とセロトニン神経が鍛えられ、「ストレスフリーな脳」をつくることができるのです。

ポイントは「時間」と「集中」

ところで、セロトニン神経というのは、ずいぶんひねくれた性格を持っています。

というのも、これまで説明した1~3の方法を間違いなく実践すれば、確かにセロトニンの分泌は増えていきます。ところが、ちょっとやり方を誤ると、鍛えるどころか、かえって弱める結果になってしまうのです。

たとえば、たっぷり光を浴びるのはセロトニン神経にとっていいことですが、限度を超えてしまうと、セロトニン神経は逆にどんどん弱まっていきます。

また、ウォーキングをしていれば、それだけでセロトニン神経が活性化されるかというと、それもまた違います。同じウォーキングでも、やり方しだいでセロトニンが出るウォーキングと出ないウォーキングがあるのです。

これを誤解していると、かえってストレスに弱くなってしまいかねません。

では、セロトニン神経を鍛える際には、どういう点に注意すればよいのでしょうか。

そのキーワードは2つ。「時間」と「集中」です。それでは、この2つの注意点について、説明していきましょう。

時間が長すぎるとかえって逆効果

日光浴やウォーキングがセロトニン神経を鍛える効果的な方法だということは、すでに述べた通りです。

ところが、いくらいいといっても、暑い季節に30分も外を歩いていれば、誰でもぐったり疲れてしまいます。そうなると、セロトニン神経の活性化には逆効果です。

なぜなら、トレーニングをはじめてから5分ほどすると、どんどんセロトニンが分泌されていくのですが、疲労感が出るころになると、今度はセロトニンの分泌量が減っていってしまうからです。

これは、セロトニンの「自己抑制作用」と呼ばれる現象です。こうなると、セロトニン神経の活動が鈍ってしまって、最後にはセロトニンが出なくなってしまいます。

そのため、太陽の浴びすぎや歩きすぎには注意が必要です。「疲れたな」と思ったら、すぐにやめることが大切です。

セロトニンの自己抑制作用は、セロトニン神経のしくみと深く関係しています。前にも述べたように、セロトニン神経の細胞の軸索には、その細胞自身に戻る「自己受容体」が存在しています。トレーニングを長時間続けていると、この自己受容体が働いてセロトニンの分泌量が抑制されてしまうのです。

疲れたうえに、セロトニン神経を鍛える効果がないのでは意味がありません。トレーニングで大切なのは、1回の時間を長くするのではなく、むしろ1日5分でも10分でもいいから、毎日続けるということにあるとおわかりいただけるでしょう。

まさに「継続は力なり」なのです。毎日少しずつ補給する以外に、セロトニンを増やす方法はありません。

ただ、気をつけていただきたいのは、できない日があったからといって落ち込まないこと。人間ですから、やる気が起きなかったり、時間に追われてできなかったということもあるでしょう。

そんなとき、「やっぱり自分はダメなんだ」と自己嫌悪に陥っては意味がありません。途中で挫折しても、やり直せばいいのです。それもまた「七転び八起き」の精神です。セロトニンがある程度充電できていれば、そういう発想ができるようになるはずです。

「考え事」はセロトニン・トレーニングの大敵

リズム運動をするときは、運動していることに意識を「集中」させることが大切です。

テレビを観ながら運動したり、人とおしゃべりしながら運動したのでは、セロトニン神経を鍛える効果は弱まってしまいます。

単にエネルギーを消費してやせることを目的とする運動なら、こうした「ながら運動」でも効果はあります。しかし、セロトニン神経を活性化することが目的なら、「今、自分は運動している」ということに気持ちを集中して、運動以外のところに気を散らさないことが大切です。

「でも、集中して歩くって、どういうこと?」と疑問に思う人も多いでしょう。

ウォーキングに集中するために一番いいのは、足や体の動きがどうなっているか、そこに意識を向けることです。

「たった今、左足のかかとが上がって、爪先で蹴り上げました。……左足のかかとがまさに地面についたところです」という具合に、自分自身で動きをモニターすることで歩行に集中できるわけです。

逆に一番いけないのは、「今日はここまでで8000歩くらい歩いたから、あと2000歩は歩かなくちゃ」とか、「今日の商談はうまくいくかなあ。この前は失敗したからなあ」などと、考えながら歩くことです。

では、なぜ集中して運動すればセロトニン神経が鍛えられて、余計なことを考えていると活性化できないのでしょうか。

その一番のポイントは、大脳皮質が働いているかどうかの違いです。とくに理性や言語をつかさどる大脳の部分を働かせていると、運動をしてもセロトニン神経は活性化されません。歩きながら携帯電話のメールチェックや文章入力をするのもダメ。文字を読んだり書いたりしているのですから、やはり効果がダウンしてしまいます。

大切なのは、運動をしているときに、こうした大脳皮質の働きをシャットアウトすることなのです。

集中を促す音、妨げる音

とはいえ、まだ慣れてない人にとって、運動だけに集中するというのは、やさしいように見えてかなり難度の高いワザです。

そこで、誰でも簡単に集中できる方法を1つお教えしましょう。それは、ノリのいい音楽を聴きながらリズム運動をすることです。音楽プレーヤーにアップテンポのリズミカルな曲を入れておいて、そのリズムに合わせて体を動かすのがよいでしょう。

そうした音楽をイヤホンやヘッドホンで聴いている限り、人間はほかのことを考えられません。そこから脳がそのリズムに集中しはじめて、やがて歩くことに集中できるようになるのです。

これはウォーキングだけに限りません。スクワットでも同じこと。音楽を聴きながら運動することで、セロトニン神経の活性は間違いなく高まります。

ただ、同じ音楽でも、歌詞がついている音楽はおすすめできません。歌詞の内容が耳に入ってくれば、それがどんな内容なのかを無意識にでも知ろうとする働きが起こります。すると、どうしても大脳皮質にある言語野《げんごや》といわれる部分が働いてしまうのです。

このように、音は大きく分けて2種類あります。1つは言語脳を働かせる音、もう1つは言語脳を働かせない、いわば純粋な音です。

川のせせらぎや風の音などは、後者に当たります。それは心地よいだけの音であり、大脳皮質を働かせることはありません。

一方、知人とのおしゃべり、テレビ・ラジオの音、歌詞がある歌といった音が耳に入ると、その音は神経細胞を伝わって、それがどういう意味を持つのかを言語脳を働かせて解析することになります。そうなると、運動をしていてもセロトニン神経は活性化されなくなってしまうのです。

歩きながら英会話のテープを聴いている人もいますが、それもやはり言語脳を働かせることになるので、セロトニン神経には効果がありません。効果があるのは、歌詞がついていないリズムのある音楽です。

セロトニンが増えると、脳波が変わる

音楽のリズムに合わせて運動をするというと、アスレチッククラブでやるようなエアロビクス運動を思い浮かべる人も多いでしょう。あまり負荷をかけることなく、たっぷり酸素を取り込んでおこなう、いわゆる有酸素運動の1つです。

確かにそうしたリズム運動をすると、脂肪が燃えてスリムになる効果があります。肥満やメタボリックシンドロームに対しては、それでもいいでしょう。しかし、セロトニン神経の活性化の効果も期待するなら、それでは不充分です。なぜなら、運動自体に集中していないからです。

トレーナーが次々に新しい動きをして、それに懸命に合わせようとしていると、なかなか運動だけに集中することはできません。

同じような理由で、知り合いとおしゃべりをしていては、自転車こぎをしても効果はありません。アスレチッククラブの自転車こぎでセロトニン神経を鍛えたいのであれば、音

楽プレーヤーでノリのいい音楽を聴くことです。友人とのおしゃべりはもちろん、テレビが置いてあっても、それに気を取られてはいけません。

それではなぜ、集中するとセロトニン神経が活性化されるのでしょうか。

その理由は、脳波を調べてみることでわかります。リズム運動に集中していると、だんだん脳波が変化していき、α2《アルファツー》波という特別な脳波が出てくることがわかります。α2波とは、α波のなかでも、その人が物事に集中していて、しかも平常心の状態にあるときに出る脳波のことです。

そして、α2波が出てきた人を対象に心理テストをすると、ネガティブな気分の改善効果が表れていることがわかってきました。また、血液を調べてみるとセロトニンの濃度が高くなっていたのです。

つまり、運動に集中することによってセロトニン神経が活性化され、それが大脳に影響を与えて、α2波という脳波を発生させることで、気分が改善されるのです。

雑念が出てきたときの対処法

「集中」というと、がんばって1つの事柄に意識を向けるという印象があるかもしれません。しかし、セロトニン神経を活性化させるための「集中」は、そうではないのです。

ウォーキングを例にとれば、道を歩いているうちに、美しい女性やハンサムな男性が目に入ったり、仕事上の悩みがふと脳裏をよぎることもあるでしょう。こんなとき、注意がそこに向くのは人間として当たり前です。ただ、注意を向けたものに、いつまでもとらわれているか、そうでないかが問題なのです。

美しいものやおもしろそうなものを見たり、不安なことやイヤなことを思い出したりしたときに、一瞬だけ注意を向けるのはかまいません。でも、そこで「ああ、美しいなあ」「困ったものだ」と思っただけで、それで終わりというのがセロトニン神経を活性化させるポイントです。いつまでも1つのことに思い悩んだり、雑念にとらわれていたりしては、セロトニン神経にとってマイナスになってしまうのです。

「じゃあ、雑念が湧き出てこないようにがんばればいい?」

実は、それもまたマイナスなのです。自分の意識をコントロールしようとして懸命になればなるほど、理性をつかさどる大脳皮質の部分を働かせていることになるからです。

それでは、雑念が出てきたときは、どうすればいいのでしょうか。

それは、雑念が出てきたままで、それに「寄り添う」気持ちになることです。いけないことだと身構えることなく、しかも雑念にとらわれることなく、足の裏や自分の体の動きにすっと意識を向けていくと、いつの間にか雑念は消えていくはずです。

実はこれ、坐禅の心得そのものなのです。禅寺で坐禅をしている一般の人が、お坊さんに警策《きょうさく》で叩かれるという場面を見たことがありませんか。これは、雑念が浮かんだり気のゆるみが見受けられたりすると叩かれるのです。

あれを見て、「一般人は無理だけど、修行したお坊さんなら、さぞかし雑念が起きないような境地に達するのだろう」と思われるかもしれません。でも、お坊さんに聞いてみると、けっしてそんなことはないのだと教えてくれます。

お坊さんであっても雑念が次々に浮かんでくるのですが、それにとらわれることなく寄り添う気持ちでいると、「いつの間にかフーッと消えていく」というのです。

そう考えてみると、まさにお坊さんは、セロトニン神経活性化の達人といってよいでしょう。確かに、立派なお坊さんは、ちょっとやそっとでは動じない「心の復元力」と「ストレスフリーな脳」を持っています。私たちも、ぜひそうした意識を見習いたいものです。

セロトニンの原料になる食べ物

いくらセロトニン神経を鍛えても、〝原料〟がないとセロトニンはできません。これは工場の機械をいくら立派にしても、原材料がなければいい製品がつくれないのと同じ理屈です。

セロトニンの原料となるのは、トリプトファンというアミノ酸です。アミノ酸は、私たちの体をつくるたんぱく質のもととなる物質で、さまざまな種類が存在します。そのうち人間の体内で合成できない種類のアミノ酸は、食事からとらなくてはなりません。

そうしたアミノ酸のことを「必須アミノ酸」といい、人間では9種類ありますが、トリプトファンもそのうちの1つです。したがって、セロトニン神経を鍛えるとともに、食事にもある程度気を使うことは大切です。

ただし、通常の食生活をしている限り、トリプトファンが不足することはありませんので、あまり神経質になる必要はありません。

トリプトファンをたっぷり含む食べ物というと、豆類、赤身の魚、乳製品、卵などがあげられます。日本の家庭料理には、豆腐、納豆、味噌のように豆類がよく使われますので、普通に食べていればセロトニンが不足することはないでしょう。

また、果物ではバナナやアボカド、それから青汁の原料であるケールにもトリプトファンが多く含まれています。

ただし、トリプトファンさえとればいいというわけではありません。トリプトファンが脳内に取り込まれるためには炭水化物の助けが必要ですし、トリプトファンを合成する際にはビタミンB_6が必要となります。

炭水化物は、米をはじめとする穀類、イモ類、果物などに多く含まれています。炭水化物が、人間が活動するエネルギーをつくり出しているのはご存じかと思いますが、とくに、脳のエネルギー源となるブドウ糖は、基本的に炭水化物を起源とするものです。

最近では「炭水化物抜きダイエット」などというものがありますが、たとえそれでやせることができても、脳の活動という面から見ると非常に問題があると私は思っています。炭水化物は充分にとらなくてはなりません。

ビタミンB_6は、サンマ、イワシ、サバ、タイ、カツオ、マグロなどの魚、小麦胚芽や玄米、大豆などに多く含まれています。

こうして見ると、和食はセロトニン神経にとっては理想的な食事といえるでしょう。とくに玄米食はビタミンB_6と炭水化物が豊富なうえに、よく噛んで食べる必要がありますので、リズム運動の面からしてもセロトニンを増やす効果は抜群です。

また、バナナはトリプトファン、ビタミンB_6、炭水化物をすべて含んでいます。忙しくて満足に食事がとれないときは、せめてバナナを食べるようにするとよいでしょう。

お釈迦さまと医学者が辿り着いたストレス実験の結論

ストレスに関しては、2人の人物が非常に重要なことを教えてくれています。

そのうちの1人はお釈迦さまです。お釈迦さまは、「ストレスに対しては、どんなにがんばっても勝てない」という真実を私たちに教えてくれました。

ストレスは、お釈迦さまのことばでは「苦」に当たります。お釈迦さまは、悟りを開くまであらゆる苦行をして、自分自身にストレスをかけました。その結果、何1つとして苦に打ち勝つものは見いだせないことを知りました。つまり、生きることは苦であり、その苦に勝つことはできないというのがお釈迦さまの結論だったのです。

もう1人、ストレスについて重要な教えを残してくれたのは、カナダのハンス・セリエ（1907〜82年）という医学者でした。セリエはストレスに関する研究を続け、ストレス学説を世界ではじめて発表しています。

セリエの学説によれば、ストレスがかかり続けると、人間をはじめとする動物はみな同じ反応を辿っていくというのです。胃潰瘍《いかいよう》になり、免疫力が落ちて、副腎皮質というところからストレスホルモンを出すようになります。そのストレスホルモンは血圧を高めて、糖尿病を起こす原因になります。そして、その状態が長く続いていけば最終的に死んでしまうのです。

言い換えれば、私たちはストレスに打ち勝てる体の機能をつくり上げることは不可能であり、ストレスに勝てるものは誰もいないということです。

時代と洋の東西を超えて、お釈迦さまとセリエは同じ結論に達したわけです。

ストレスに勝つことができないのなら、ダルマのようにムダな抵抗をやめるのが最善の方法です。そうして、状況が変わってストレスの内容が変化していくことを待つしかありません。

そのために、お釈迦さまが毎日おこなったのが呼吸法と坐禅でした。これによってセロトニン神経を活性化して、ストレスフリーに生きる力を養ったわけです。

ストレスに強い人は、眠りも深い

イヤなことがあっても、一晩経てばケロリと忘れてしまう人がいます。

夜ぐっすり眠れること――これもセロトニン神経に深く関係しています。セロトニンは昼間の活動だけでなく、夜の睡眠にも大きな影響を与えているのです。

「でも、セロトニンが分泌されるのは、起きているときだけのはずでは？」

そう、それは事実です。しかし、昼間に太陽の光をたっぷり浴び、リズム運動をして、スキンシップがあれば、夜もぐっすり眠れるのです。

こうしたことは、経験的になんとなく理解できるかもしれませんが、現在ではこれが医学・生理学的にも証明されています。

そもそも、どうして私たちは眠ることができるのでしょうか。

実は、それに深くかかわっているのが、メラトニンというホルモンです。メラトニンが「睡眠ホルモン」とも呼ばれているように、これが脳から分泌されると、私たちはぐっすり眠ることができます。そして、興味深いことに、メラトニンをつくる原料となるのがセロトニンなのです。

質のよい睡眠をとるには、昼間セロトニンがたくさん出る生活をして、メラトニンの原料をしっかり蓄える生活をすることが不可欠だとおわかりいただけるでしょう。

昼間、セロトニンがたっぷり出ている人は、夜もすっきり寝入ることができ、深く眠ることができます。外で元気に遊んでいた子どもが、寝床に入ったとたんにコテンと寝てしまうのもそれが理由です。

そして、質のよい睡眠がとれれば、朝の目覚めもいいものとなります。朝の目覚めがよければ、日中はセロトニン神経を活性化する生活ができる。こうして、どんどんいい循環になっていきます。

「ストレスフリーな脳」を手に入れるには、セロトニン、オキシトシンというハッピーホルモンに加えて、メラトニンがたっぷり分泌される生活が大切だということがおわかりでしょう。

メラトニンは自前の睡眠薬

メラトニンは、私たちが自前で持っている睡眠薬のような存在です。

メラトニンが正常に分泌されないと眠りの指令を出すことができないので、夜になっても眠くなりません。お風呂に入って布団にくるまることで自然に眠れるというわけではなく、そこにはメラトニンというホルモンがかかわっているのです。

メラトニンが分泌されるのは、前にも述べた脳にある松果体という豆粒ほどの器官です。メラトニンはおもしろい性質を持っていて、日が沈むとセロトニンから合成がはじまります。ただし、合成されただけで分泌されなければ眠れません。電気を消すか、目を閉じるかによって、目から光の信号が完全に遮断されると、松果体はメラトニンの分泌をはじめるのです。これが脳から睡眠薬がどんどん出ている状態です。

そして、午前2時を過ぎると、徐々にメラトニンの分泌は少なくなり、朝の光が差し込んでくると、それがメラトニンの合成と分泌を止める合図になります。

「寝る前スマホ」はメラトニンを減らしてしまう

メラトニンがきちんと分泌されていれば、私たちはぐっすり睡眠をとることができるはずです。

しかし、現代社会では「眠れない」「熟睡できない」という睡眠障害に悩まされている人が数多くいます。その原因はどこにあるのでしょうか。

第一は、メラトニンの原料不足です。メラトニンを合成する原料となるのはセロトニンだということは、すでに述べた通りです。このセロトニンが昼間のうちにたっぷりできていないと、メラトニン不足に陥ってしまうわけです。

　第二に、メラトニンが合成されても、その分泌が抑えられると睡眠障害の原因となります。たとえば、コーヒーや緑茶に含まれるカフェインのとりすぎ。あるいは、夜が更けても煌々《こうこう》と明かりがついているのも理由の1つです。

　第三の理由は、パソコンやスマホの画面から出るブルーライトです。ブルーライトは、人の目に見える光のなかでも紫外線に近い青色の光のことで、液晶画面を使ったパソコンやスマホからは、この光が多く発せられています。先ほど、「朝の光が差し込んでくると、それがメラトニンの合成と分泌を止める合図になる」と述べましたが、ブルーライトがまさにこの「朝の光」に近いのです。

　したがって、夜中にいつまでもパソコンやスマホを使っていると、睡眠に備えるはずのメラトニンの合成がストップしてしまうのです。そう考えれば、睡眠障害が生じてくるのも不思議ではありません。

　私自身も以前は夜にも仕事でパソコンを見ることがありましたが、現在はやめています。今では夕食が終わったらベッドに入るまでの時間は、パソコンもスマホも見ないことにしています。睡眠に問題がある人は、ぜひ実践してみてください。

一方で、朝起きたら、早い時間から仕事でパソコンを使っています。セロトニンはブルーライトには影響を受けないからです。

そして、家の周囲を散歩してセロトニン神経を活性化することを心がけています。昼間にセロトニンがしっかり出る生活をすれば、それが夜になってメラトニンを合成する材料になることはすでに述べた通りです。そうすれば、夜ぐっすり眠ることができ、また翌朝早く起きられるという好循環につながります。

私たち人間は、遺伝的に見ても昼間に活動する昼行性動物として進化してきており、脳や体はそれに合わせて発達しています。何百万年、何千万年もの時間をかけて進化してきたものを、そう簡単に変えることはできません。

やはり、太陽が出ている間に活動して、夜は寝るというのが人間の生理機能に合った生活なのです。

メラトニンが出る眠りが、免疫力を高め老化を防ぐ!

メラトニンがきちんと分泌されれば、ぐっすり眠れるだけでなく、老化や生活習慣病を防ぐことができるという大きな利点があります。メラトニンが出ている眠りとそうでない眠りには、大きな違いがあるのです。

「でも、朝型でも夜型でも、睡眠時間を確保していればいいんでしょう？」

いいえ、そうではありません。睡眠という行為は、単に肉体的な疲れをとるためのものではありません。眠ることによって、私たちは傷ついた細胞の修復や再生というメンテナンス活動と、記憶の整理という作業をおこなっているのです。

だからこそ、メラトニンがたっぷり分泌される午前0時から2時を含むように眠ることが大切なのです。

そうした作業は、体の働きを最小限にとどめている睡眠状態でしか、実施することができません。睡眠が満足にとれないと体のメンテナンスが滞《とどこお》り、免疫力が低下して病気になりやすくなってしまうわけです。

メンテナンス作業のなかでも重要なものの1つは、活性酸素の除去です。

活性酸素とは、人間がなんらかの活動をしたあとに発生する物質のことで、これが体内に蓄積していくと、細胞を傷つけてアルツハイマー型認知症やパーキンソン病の原因となったり、さまざまな生活習慣病や老化の原因になってしまいます。

たとえてみれば、ものが燃えたときに炎とともに出る煙のようなものです。その煙はいろいろな障害の原因になりうるわけです。

ところが、メラトニンにはそうした活性酸素を除去する働き（抗酸化作用）があることがわかってきました。つまり、メラトニンが分泌されるということは、単に脳と体を休ませるだけでなく、活性酸素の除去という重要な働きにも関与しているわけです。

しかし、現代社会では夜型の人が増えて、なかには明け方になってから寝る人も少なくありません。これはメラトニンが分泌されない睡眠であり、言い換えると活性酸素を除去しない睡眠をとっていることになります。

そんな睡眠を続けていけばどうなるか、それは容易に想像がつくでしょう。どんどん老化が進むと同時に、生活習慣病も進行してしまうのです。

もう1つ、メラトニンには免疫細胞を強める働きがあるということが免疫学の分野で知られています。免疫細胞の1つであるリンパ球にはメラトニン受容体が存在しており、リンパ球のT細胞、NK（ナチュラルキラー）細胞などを活性化することで、がんやウイルスによる感染症などを防ぐことができるのです。

もともと、夜というのは自律神経のうち副交感神経が優位な時間帯であり、免疫細胞の活動レベルが上がる好ましい状況にあります。ですから、メラトニンがしっかりと分泌されて質のよい睡眠がとれれば、免疫系にとってもよい効果をもたらすわけです。

ところが、ストレスがたまっていて、夜になっても交感神経が優位なままでいると、免疫細胞が十分に働くことができず、病気を予防するという面でも好ましくありません。

つまり、しっかりメラトニンが出る状況というのは、活性酸素の除去、免疫系の働きという側面から見ても、私たちの体にとっていい方向に作用するのです。

セロトニン・トレーニングに終わりはない

セロトニン神経の鍛錬にはゴールがありません。

セロトニンは長期間ためておくことができないからです。ストレスによってセロトニンはだんだん減っていきますので、私たちが生きている限り、少しずつ補給しなくてはなりません。

この章では、セロトニン神経を活性化する方法として、太陽の光を浴びて毎日ウォーキングすることを推奨しましたが、運動に慣れていない人にはそれだけでも難しいかもしれません。

初級レベルは、まずそれを克服することがメインです。朝、ちょっと早起きして家の近所を集中しながら歩いてみてください。これを3カ月続けてみて、「体調がよくなってきたぞ」と感じ取ることができれば、セロトニン神経を鍛える初級レベルに合格したといえます。

ウォーキングには30分程度かけるのが理想ですが、どうしても時間がない日には5分でも10分でもかまいません。また、家の近くを散歩するだけでなく、一駅分を歩くというのでもいいでしょう。とにかく毎日続けることが大切です。

最初の1週間くらいは面倒に感じるかもしれませんが、それを越えれば日課になってきます。毎朝、歯を磨いて顔を洗わないと気分がよくないのと同じように、ウォーキングをしないと落ち着かなくなってくるはずです。

ただ、最初のうちは、なかなかセロトニン神経が鍛えられたという実感が湧かないかもしれません。というのも、セロトニン神経には前にも述べたような「自己抑制作用」があるからです。トレーニングを開始したばかりの段階では、このためになかなかセロトニンの放出を増やすことができません。

しかし、トレーニングを継続することで自己抑制作用が解かれていき、体調がよくなったことを実感するはずです。

その状態を3年続けることができれば中級レベル。もうトレーニングが生活習慣になり、生活の一部になっていることでしょう。日常生活のなかでも、なるべくものを噛むように心がけたり、呼吸法を意識したりできれば理想的です。

そして、セロトニン神経を鍛える上級レベルは、これを一生続けることができる人です。3年以上続けていけば、一種の悟りの境地に達することができます。セロトニンが充分に足りているのか、それとも不足気味なのか、自分自身で感じることができるようになるでしょう。

セロトニン神経を鍛える基本は、「継続と集中」に尽きるといっても過言ではありません。継続にはエネルギーが必要ですが、「千里の道も一歩から」です。一度に長時間するのではなく、1日5分でもいいですから続けることが大事であることを、頭に入れておいてください。

【3章】

今日からはじめる「ストレスフリー」な脳の習慣

日常生活のひと工夫でストレスに強くなる

ものを見る目、心を見抜く目

「あの人、口ではあんなことをいっているけれども、本心は違うんだよ」

そんな言い方をよくします。でも、ことばではっきりいっているのに、なぜそれが違うということがわかるのでしょうか。

それは私たちが、相手をよく見て、しぐさがどことなく落ち着かないとか、表情がこわばっていた、目つきが違っていたといったところに、何かことばでは表現されていないものを無意識のうちに嗅ぎとって、相手の心や気持ちを読んでいるからです。

こうして、ダルマのように「心の目」をカッと見開き、相手の心のうちや腹のなかを読むことができれば、ちょっとやそっとでは動じることはありませんし、自分自身の世界に閉じこもる必要もありません。「心の目」によって、私たちはストレスに満ちた社会を上手に生き抜くことができるのです。

そう考えると、「心の目」というのは、ものを見る2つの目とは別に存在する「第三の目」と呼んでもいいかもしれません。

私たち人間を含む高等な霊長類は、基本的に群れのなかでしか生活できません。1人では生きられないために、自分と他人が相互に心を通わせることが不可欠です。そのときに、ものを見る2つの目だけでなく、「第三の目」も重要な意味を持ってくるのです。

そして、その能力に深くかかわっているのが、大脳の前頭葉《ぜんとうよう》にある前頭前野という部分です。

大脳はその位置によって、前頭葉、頭頂《とうちょう》葉、側頭《そくとう》葉、後頭《こうとう》葉の4つの部分に分けることができますが、前頭前野は前頭葉のなかでもさらに前方の領域を指しています。

脳科学の研究では、他人とコミュニケーションをとったり、共感を覚えたりしているときに、この前頭前野のなかでもちょうど額の中央に位置する「腹内側《ふくないそく》」という部分の血流が増えることがわかっています。

ここが、「第三の目」の役割をしているわけです。

ものを見る2つの目と二等辺三角形をなしている「第三の目」。その位置からしても、「心の目」はまさしく「第三の目」と呼ぶにふさわしいことがわかります。

人間を、人間らしくする脳

前頭前野は、私たちが人間らしく生きるための重要な働きをしています。

具体的にどのような働きがあるのかは、事故によって前頭前野の機能が失われてしまった人のお話を紹介するのが早いと思います。

以前、頭部に杭《くい》が刺さったことにより、たまたま前頭前野の領域だけが傷を受けて、それ以外の脳の部分は無傷だったという人がいました。

はたして、その人の行動や言動は、一般の人とどこが違っていたでしょうか。

実は、表面的には何1つ変わっていないのです。手足の動きにも不自由はなく、目も開いており、ことばも普通に話せる。食事も自分でとれ、排泄《はいせつ》もできる。要するに、一見したところは事故前と何も変わっていなかったのです。それだけを見れば、生きていくうえでの大きな障害はないといえるかもしれません。

ところが、大きな問題があることがわかりました。なかでも重要なのは、社会生活ができなくなってしまったこと。具体的にいうと、他人とのコミュニケーションがとれなくなってしまったのです。

その人は、確かにことばを話すことができ、他人のことばを理解することもできました。ところが、相手の気持ちをくみ取ることができなくなってしまったのです。

先ほども述べたように、私たちはことば以外にも、相手のしぐさや表情の変化、視線の動きなどから、「第三の目」を使って相手の考えや気持ちを読み取る能力を備えています。

しかし、この人は前頭前野の機能を失ってしまったために、その「第三の目」も失ってしまいました。そのために相手の心が読めなくなってしまったのです。

それ以外にも、目標を持って意欲的に行動ができなくなった、1つのことにこだわって切り替えができないなどの問題があることもわかってきました。

こうした例から、前頭前野は、社会生活を営むうえで重要な「自分をコントロールする」という働きを持っていることがわかったのです。

確かに前頭前野の機能が失われても、生存することは可能です。しかし、人間が人間らしく生きるために、前頭前野は不可欠の存在なのです。

脳の「前頭前野」の4つの働き

前頭前野は、人間を人間らしくするために、次のような4つの働きを持っています。

1. 意欲
2. 共感力

3. 集中力
4. 切り替え力

それぞれの働きをつかさどる領域は、前頭前野の別々の部分に割り当てられていることがわかります。

1は前頭前野の内側、目の上の部分。2は先ほども述べたように、前頭前野の「腹内側」(額の中央部)。3はその左右外側の上方。4は左右のこめかみにあたる「腹外側《ふくがいそく》」と呼ばれるあたりです。

それぞれの能力が、どのように発揮されるかは、どういった神経伝達物質がどの程度分泌されているかに左右されます。というのも、脳内には膨大な神経のネットワークがあり、互いに神経伝達物質をやりとりしながら、そのときどきの心や精神状態をコントロールしているからです。

2章で説明したセロトニンもそうした神経伝達物質の1つであり、セロトニンを使って情報を伝達しているのがセロトニン神経です。

セロトニン神経以外に代表的なものとして、ドーパミンという神経伝達物質を使って情報伝達をおこなっている「ドーパミン神経」、ノルアドレナリンを使う「ノルアドレナリン神経」などがあります。

そして、前頭前野の4つの働きは、それぞれこの3つの神経と密接にかかわっています。それぞれの担当をわかりやすく区分すると、次のようになります。

1. 意欲　　　↓ドーパミン神経
2. 共感力　　↓セロトニン神経
3. 集中力　　↓ノルアドレナリン神経
4. 切り替え力　↓セロトニン神経

もちろん、それぞれの神経はプラスに働くときもあれば、マイナスに働くときもあります。たとえば、ノルアドレナリン神経が活発に働いて、仕事や勉強に集中できるのはプラスですが、活動が過剰になって、周囲の人間関係が見えなくなるほど熱中してしまうようではマイナスです。

そして、当然のことながら、私たちの心は一定ではありません。ふだんは優しい人が、突然怒り出すということもあります。いつもは元気な人でも、ときにはおとなしいことがあります。それは、こうした神経の働き、すなわち前頭前野の働きの表れなのです。私たちの心の動きは、そのときどきで、前頭前野のどの領域が強く働いているかによって大きく変化していくというわけです。

それでは、このそれぞれの働きについて、詳しく説明していくことにしましょう。

1. 意欲

私たちが意欲を持つことができるのは、ドーパミン神経が働くためです。ドーパミンという神経伝達物質は、私たちに心地よさや快感をもたらします。ドーパミン神経が活発になり、前頭前野でドーパミンが分泌されると、「快」の情動が引き起こされ意欲が湧いてくるのです。

では、ドーパミン神経が活性化される引き金となるのはなんでしょうか。

それは、心理学でいう「報酬」です。ここでいう報酬というのは、お金を得ることに限りません。ある人にとっては成績が向上することであり、またある人にとっては試合に勝つことが報酬になります。報酬は、夢や希望と言い換えてもよいでしょう。

【前頭前野の働き】

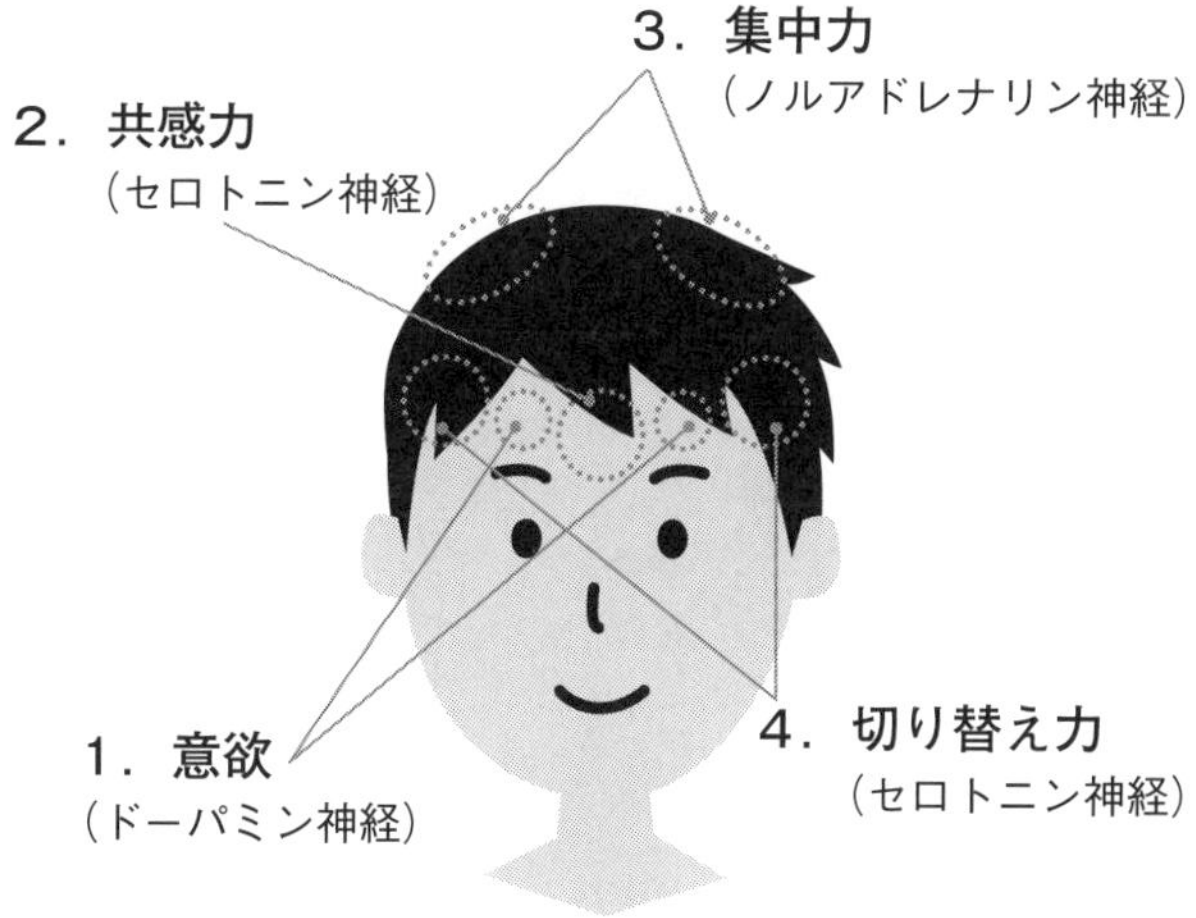

つまり、夢や希望が叶うことを願い、一生懸命に努力するというシステムが、私たちの脳にしくまれているというわけです。そして、それをつかさどっているのが、前頭前野の領域なのです。

ところが、事故に遭って前頭前野を失った人は、そういうシステムが破壊されてしまったために、目標に向かって意欲的に行動するという行為ができなくなってしまったのです。

人間を人間らしくしているのは、ただ行き当たりばったりに生きるのではなく、夢や目標を設定して、それに向かって意欲的に努力することだと私は思います。

そして、さんざん苦労した結果、ようや

く夢や目標が成就して喜ぶ。そうした営みは、まさに人間性の重要な部分といってよいでしょう。

前頭前野は、そうした人間性の根本にかかわっている脳の部分なのです。

欧米の人たちは、育児や学習の場面において、ほめることが重要だといいます。これは、ほめるという報酬を与えていくことによりドーパミンが出るようにして、子どもたちの意欲を引き出そうとしているわけです。

子どもたちだけではありません。歴史的に見ても、人間はドーパミン神経を活性化することによって、進歩や向上を遂げてきたといっても過言ではないでしょう。

しかし、報酬を前提に努力するという点で、ドーパミン神経にはプラスの面だけでなく、マイナスの面が多いのも確かです。実際、ドーパミン神経が強くなりすぎたことで、私たちの世界には、さまざまな問題が生じてきてしまいました。その点については、4章で詳しく説明することにしましょう。

2．共感力

「以心伝心」「第六感」ということばがあります。

こうしたことばに象徴されているように、私たちは言語を用いずに相手の心を読む能力を備えています。それが共感力の源泉です。この能力は、これまでも繰り返し述べているように、セロトニン神経が関係しています。

共感するためには、他者とコミュニケーションがとれなくてはなりません。コミュニケーションの方法には2つあり、1つは言語によるコミュニケーション、もう1つは非言語のコミュニケーションです。専門用語では、それぞれバーバルコミュニケーションと、ノンバーバルコミュニケーションと呼んでいます。

非言語のコミュニケーションとは何かというと、相手のしぐさ、表情、動作などから、その人の心のなか、意図、目的というものを読み取ることをいいます。

実は、現代という時代においては、これまで非言語のコミュニケーションはあまり重要視されてきませんでした。

というのも、生活環境や習慣が欧米化された結果、自分の意見をどうやって言語にして伝えるかという能力ばかりが大切にされて、日本の伝統的な価値観である「沈黙は金」ととらえる考え方がないがしろにされてしまったからです。そのために、日本人の非言語のコミュニケーション能力はかなり弱ってきたといわざるをえません。

昔の日本人は、非言語のコミュニケーションに優れていました。政治家を見ても、かつては弁の立つ人が少なかった代わりに、空気を読む能力に長《た》けていました。それだけで、社会的な指導力を発揮できたのです。

日本でマンガが発達したのも、非言語のコミュニケーションの歴史があったためではないでしょうか。たとえ、マンガにせりふや説明が書かれていなくても、そのマンガの登場人物の表情やしぐさを見ることによって、その人物が何を意図して、何を目的として、どういう気持ちでいるかということを、私たちは読み取れるのです。

それはかつての日本では大家族が中心となっていたために、たいしてことばを話さなくても、相手の心がきちんと読めるという環境にあったからでしょう。日常生活をしながら、共感力を磨くことができたわけです。そして、お互いに心のなかを見たり見られたりしながら生活をしていれば、一般的にいってそれほど悪いことはできないものです。

ところが、現代の日本人は誰でも弁が立つようになってきた一方で、共感力が衰えてきてしまいました。今は政治家や評論家を含めて、ただ口数は多いだけで、相手の立場や気持ちを思いやる想像力が欠如してしまっている人が多いように感じられます。

あなたがてきぱき仕事をこなしているとき、前頭前野の左右外側にノルアドレナリンがたっぷり分泌されているはずです。

3．集中力

集中力とは、仕事や作業をこなす能力と言い換えてよいでしょう。さまざまな情報を瞬時に分析し、これまでの自分の経験と照合して、最善の行動を選択する働きを指すもので、「ワーキングメモリー」とも呼ばれます。

車の運転や料理などは、まさにこの能力が必要です。車の運転なら、対向車や横断する人の様子、天候など、あらゆる状況を一瞬で判断しなくてはなりませんし、料理なら、複雑な手順を効率的に進めなくてはなりません。どちらも脳の機能としてかなり高度なものであり、前頭前野が正常に働いているときでないとできません。

前頭前野が未発達な子ども、認知症になったり大量の飲酒をしたりして前頭前野の働きが低下した人には、こうした作業を正確にすることができません。

ノルアドレナリンは、ドーパミンと同じく興奮物質ですが、私たちにもたらす興奮の内容が異なっています。ドーパミンは私たちに「快」の情動を引き起こしますが、ノルアドレナリンは逆に「怒り」や「危険に対する興奮」をもたらすのです。

ノルアドレナリン神経が活性化されるきっかけは、体の内外から加わるストレス刺激です。たとえば、私たちが仕事をするときには、締め切りや上司のプレッシャーといったストレスがかかってきます。そのストレスによってノルアドレナリンが脳内に分泌され、自律神経に働きかけ、血圧を上昇させ、心臓の拍動を速めることで、集中力を高めるわけです。

ノルアドレナリンが適量に分泌されれば、脳に適度な緊張をもたらし、ワーキングメモリーの働きがスムーズになります。ある程度の緊張感を持っていたほうが、仕事も運転もうまくいくのはこのためです。

もちろん、生命に危機が迫ったときや不快な状況と戦うときにも、ノルアドレナリンは分泌されます。集中力を高めることで、そうした危険な状態から脱出できるように差し向けているわけです。私たち人間が、これまで絶滅することもなく生き延びてこられたのは、このノルアドレナリン神経の働きのおかげといっても過言ではありません。

ところが強いストレスが長時間加わると、ノルアドレナリンが分泌されすぎて、脳の興奮がコントロールできなくなってしまうことがあります。そうなるとワーキングメモリーの動作が弱まるだけでなく、不安神経症、パニック障害などの原因にもなってしまいます。

4．切り替え力

世の中というものは、なかなか自分の意図した通りに進まないものです。いや、むしろ思い通りに進むことのほうが少ないといってよいでしょう。

そうしたとき、スパッと気持ちを切り替えて、現実的に軌道修正できるかどうかが重要になってきます。この社会では、1人では生きていけないという前提のもと、折り合いをつけるほかないのが人間です。

そうしたことができるのも、前頭前野の働きがあるからです。とくに、こめかみのあたりにある腹外側の部分がこの働きをつかさどっています。

腹外側は、イライラすると青筋が立って盛り上がってくる部分です。マンガでもよく、ここに十字のマークを書いて登場人物のいらだちや怒りを表すので、ご存じの方も多いでしょう。

腹外側の働きに障害が起きると、気持ちや考えを切り替える能力が失われてしまいます。その典型的な症状が、自閉症の患者さんによく見られる「保続症《ほぞくしょう》」というものです。

たとえば、いつも歩いている道に、たまたま障害物が置かれていたとします。すると、保続症の人は障害物の手前で止まってしまって、それ以上歩けなくなってしまうのです。

自分の思った通りに進めない場合、軌道修正ができないわけです。

普通だったら、その障害物をスッとよけて歩いたり、どうしても通れそうにないときには回り道をすることでしょう。しかし、保続症の人はそれができません。

困難に突き当たったら、また別の方法を考え、それでもダメなら、また別のやり方に切り替える——健康な人には当たり前のように思えるこうした能力も、実は前頭前野の働きによって左右されているわけです。

集団生活に欠かせない「共感力」と「切り替え力」

前頭前野の4つの働きのうち、「ストレスフリーな脳」をつくることに深く関係しているのは、「共感力」と「切り替え力」です。この2つは、私たちが集団で生活をする場合に不可欠な能力です。

個人の意思や目的といったものは誰にでもありますから、その自我を通そうとすれば、必ず摩擦が起こってしまいます。

そうした周囲の抵抗との間で、どう折り合いをつけるかというときに、相手の心を読み取る能力と、自分の気持ちを切り替える能力が欠かせないのです。相手の本心を正しく読み取り、それに応じて現実的に方針を修正できれば、少なくともそこそこの社会生活はできるわけです。

こういうと、「切り替え力」と「ストレスフリーな脳」は矛盾するのではないかと感じる人もいるかもしれません。確かに、ストレスに動じない人というと、一般的には外部からストレスがかかっても、びくともしないたくましい人のように思われがちです。でも、本当の「ストレスフリー」というのは、むしろ現実に柔軟に対処できることをいうのです。

外部からの圧力に対してびくともしないでいることができれば、もしかすると、その場は思い通りに物事が運ぶかもしれません。でも、どこかで自分が耐えきれないまでのストレスを受けてしまい、転んだまま二度と起き上がれなくなってしまうこともないとはいえません。

このように考えると、物事を現実的に修正できる人のほうが最終的に自分というものを通すことができるわけですから、そういう人こそが「ストレスフリーな脳」を持つといえるわけです。

もっとも、柔軟に切り替えるという態度は、見方によっては優柔不断、意志が弱いと映るかもしれません。ドーパミンがたっぷり分泌されていて、「自分の夢を最後まで貫く」

という考え方の人たちからすると、そんなに簡単に方向転換されては困るといわれるかもしれません。

もちろん、そうした発想もまた正しいとは思います。

私は、ドーパミン神経流に夢を持ち続けることと、セロトニン神経流に柔軟に切り替えるという発想は、けっして相反するものではないと考えます。

その証拠に、「意欲」と「切り替え力」は前頭前野の別の場所で起こっており、どちらも実現することは可能なようにできています。つまり、長い目で夢や目標を持ち続けていることと、目の前で起こっている事柄に対しては現実的に対処するということは、まったく違うものだと考えたほうがよいのではないでしょうか。

キレる脳は「切り替え力」が弱まっている

「切り替え力」が弱まると、私たちは柔軟性を失って軌道修正ができなくなってしまいます。先ほどの保続症の例は病的な症状でしたが、腹外側のセロトニンが欠乏してしまえば、それに近い状況が起きてしまいます。

つまり、1つの考えや行動に固執するようになり、そこから切り替えることができにくくなってしまうのです。そして、自分の意図に反する物事に対して攻撃的になり、自分の意見を無理やり押し通そうとします。

それでも、ふだんなら「あの人は頑固だ」といわれる程度ですむのですが、セロトニンが絶対的に欠乏すると、攻撃行動が自分で止められなくなってしまいます。ひどいときには、自分が攻撃行動に出ているという自覚すらありません。下手をすると、とんでもない事故や事件を引き起こしてしまいかねません。

これが、いわゆる「キレる」という状態です。

最近では、ネクタイを締めた40代、50代の立派なサラリーマンのお父さんが、夕方のラッシュ時の電車やホームで、ちょっと気に食わないことがあっただけで、とんでもない暴行事件を起こしたというニュースをよく耳にします。これなどは、セロトニン欠乏の典型的な症状だと私は見ています。

しかし、私たちは社会生活をしている以上、毎日毎日、歩いている道の先に障害物があるというのは当たり前のことなのです。そんなことにはいちいち頓着せずに、障害物を避けてまたもとの道に戻るということを繰り返さなくてはなりません。それができずにすぐにキレてしまうのは、やはり病的というしかありません。

キレることだけではありません。自殺もまた「切り替え力」の衰弱が大きな原因になっていることがわかってきました。

そもそも、脳科学的に見ると、キレることと自殺とは同じようなメカニズムによっています。キレるという行為が他人に向けられた衝動的な攻撃行為だとすると、自殺は自分自身に向けられた衝動的な攻撃行動です。

向かうものが他人だったか自分だったかが違うだけで、どちらも前頭前野のセロトニンが欠乏したときに起きやすくなる行為であると考えられます。言い換えれば、セロトニンが欠乏した脳は、衝動的な行動をコントロールできない状況にしてしまうわけです。

自殺とセロトニン欠乏の関係については、実際の調査データがあります。

ニューヨークの研究者が、自殺した人の脳を解剖して調べて一般的な病死の人の脳と比較したところ、明らかに前頭前野の腹外側の部分で、自殺者のセロトニンの分泌機能が落ちていることがわかりました。

考えてみれば、衝動的であれ自殺をする背景にあるのは、理想の自分と現実の自分の落差に対する絶望という場合が多いのでしょう。健康な人ならば、理想にこだわらずに切り替えることができるのですが、セロトニンが欠乏している脳では、そうした「切り替え力」

が働かないのです。

「ストレスフリー」に生きるための「直感力」

「共感力」と「切り替え力」――この2つの前頭前野の機能は、私たちが社会生活を営むうえで、不可欠なものといって間違いありません。

もちろん、ただ生きながらえるだけなら、この2つの働きはなくてもかまいません。食事をとって排泄するという動物的な生活を送るだけなら、共感する力も切り替える力も必要ないわけです。しかし、集団のなかで生きるためには、そうはいきません。

自分が「これをしたい」といっても、相手が「それはしたくない」と反応することはいくらでもあります。そんなとき、「じゃあ、相手はどういう気持ちなのか」「本心ではどう思っているのか」と読み取るのが「共感力」であり、その読み取った結果をもとにして、自分の行動を適切に軌道修正する能力が「切り替え力」なのです。

実際には私たちの脳は、こうした作業を瞬時におこなっています。しぐさ、表情、視線、顔色を1つひとつ悠長にチェックしているわけではありません。その全体を一瞬で感じ取っているわけです。それが、ふだん私たちが「直感」と呼んでいるものの正体なのです。

直感というと、根拠のない予想のように受け取られがちですが、そうではありません。しっかり修行を積んだお坊さんや、巫女《みこ》さんのように勘の鋭い人というのは、相手の顔を見ただけで「この人には大きな悩みがあるな」「緊迫した状況に置かれているようだ」といったことがわかるものです。もちろん、それができるのは、相手の外見から瞬時にさまざまな情報を得ているからなのでしょう。

「共感力」と「切り替え力」から一歩進んだ先に、そうした「直感力」というものが存在していると私は考えます。そうした直感力を手に入れることができれば、他人の心やその場の空気を読んで臨機応変に対応できるので、ストレスを受け流して生きていくことができるはずです。その姿は、悟りを開いたお坊さんを思い浮かべるといいかもしれません。いくらストレスを受けても飄々として生きていく、それがまさに「ストレスフリーな脳」の極致といっていいでしょう。

もちろん、一般人の私たちがいきなり悟りを開くのは無理な相談ですが、日々「直感力」を磨くことで、そこに少しでも近づいていきたいものです。

「直感力」を鍛える3つの方法

日本においてもっともセロトニン神経を鍛えているのは、お坊さんだと私は思います。

なかでも、お経を唱えることは、セロトニン神経の活性化に非常に効果的です。長時間、腹の底から声を出してお経を唱えるために、お坊さんは呼吸法に秀でています。しかも、あのシンプルな調べはセロトニン神経を活性化するリズム運動そのものです。

興味深いことに、お坊さんによれば、お経を唱えた直後、坐禅をしたり毎日のお勤めをしたりした直後には、直感力が鋭くなるといいます。理由はよくわからないけれども、相手の顔を見ただけで、その心のうちが読めるようになるのだそうです。

私は、間違いなくそれがセロトニンの影響によって、直感力が磨かれた結果だと思っています。というのも、呼吸法やリズム運動をすることで、前頭前野の腹内側や腹外側の血流が増えることが私たちの実験でわかっているからです。

では、直感力を鍛えるにはどういう方法があるのでしょうか。お経を読んだり坐禅をしたりするのは私たちにはちょっとハードルが高いので、もう少し日常生活のなかでできる方法を考えてみたいと思います。

2章で紹介したセロトニン神経を鍛える方法も有効なのですが、それに加えて、ここでは「共感」という側面から、

1．涙を流す
2．呼吸を合わせる
3．グルーミング

の3つの方法を紹介していくことにしましょう。

1．涙を流す

大人は毎日笑うことはあっても、毎日泣くことはまずありません。しかし、泣くという行為は、直感力を鍛えるパワフルなテクニックなのです。

感動の涙を流している人を対象にして、私たちが脳の血流量を測定したところ、前頭前野の腹内側の血流が高まっていることがわかりました。腹内側は共感力をつかさどる領域です。

確かに映画やドラマを見て流す涙、オリンピック選手の活躍を見て流す涙というのは、相手の喜びや悲しみを自分に置き換えて、あたかも一心同体であるかのように感じて出る涙です。まさに共感する能力そのものを活性化していることであり、したがって直感力を養う行為でもあることが想像できます。

ただし、涙ならなんでもいいというわけではありません。涙にも、直感力を鍛える涙とそうでない涙があります。

そこで、涙の種類について少し説明することにしましょう。

大きく分けて、涙には次の3つの種類があります。

1つめは、目が乾くのを防ぐ「基礎分泌の涙」。目を保護するためのもので、つねに目を潤している涙です。パソコンの画面の見すぎでドライアイになったというのは、この基礎分泌の涙が足りなくなったためです。また、カメが産卵するときに流すのも、この涙だといわれています。

2つめは、目にゴミが入ったり、タマネギを切ったりしたときに出る「反射の涙」。これは目に入った異物を洗い流すためのもので、私たちの感情とは無関係に反射的に出るものです。

3つめは、悲しいときや感動したときに出る「情動の涙」。情動とは笑うことや泣くことのように、私たち人間が持っている独特の心の動きをいうことばです。そうした情動によって出てくるのが、人間にしかない「情動の涙」なのです。

人間にしかないということは、この涙が前頭前野に関係していることがわかります。そして、この情動の涙こそが直感力を鍛える涙なのです。

基礎分泌の涙や反射の涙では、前頭前野は刺激されません。前頭前野を持たないカメにでも出るような種類の涙は、当然のことながら前頭前野とは関係がないことがおわかりいただけるでしょう。

それでは、情動の涙というのは、はたしてどのようなメカニズムで流れるのでしょうか。人間の成長過程を追いながら、その意味を考えていくことにしましょう。

成長に応じて涙の意味が変化する

人間がはじめて泣く場面というと、生後すぐあげる産声《うぶごえ》を思い浮かべる人が多いでしょう。でも、産声は確かに泣いているように聞こえますが、実はあのとき、涙は出ていないのです。したがって、前頭前野が関連する情動の涙ではありません。

生後1年ほどすると、今度は本当に涙を流すようになります。これは、ストレスを伝えるための涙です。おなかがすいては泣き、おむつが濡れたといえば泣く。ことばが話せないものですから、そうやってストレスを表現するわけです。つまりは涙が非言語によるコミュニケーションの手段になっているのです。

もう少し大きくなると、転んでは泣き、何かが欲しいといっては泣くようになります。こうした子どもの涙に対して、「転んで痛いから、反射的に涙が出てくるのだろう」と思うかもしれませんが、そうではありません。その証拠に、子どもは誰もいないところでは転んでもすぐには泣きませんし、母親や父親の姿を見つけたとたんに泣き出すということをするのです。ここまでくると、広い意味で情動の涙といえるかもしれません。

しかし、そうした幼い子どものストレスの涙も、成長するにつれて少なくなっていきます。というのも、ことばが使えるようになると、ストレスの内容をことばで表現するように学習させられるからです。

たとえば、「泣いてばかりいないで、わけを話しなさい」「ことばでいいなさい」というように、周囲が言語的なコミュニケーションを求めるようになり、非言語的なコミュニケーションとしての涙の機能はなくなっていきます。そして、ことばで自分の気持ちや状態を周囲の人々に伝えられるよう、社会生活のなかで学習していくのです。

次の段階の涙は、小学生から中学生、高校生あたりまでが流す涙です。その1つは、勝負に負けた悔しさや、プライドが傷つけられたときに流す「悔し涙」。もう1つは、好きな人との別離の場面で流す「悲しみの涙」です。

こうした涙が出るのは、子どもの心の中に自我が芽生えてきたことと深い関係があります。社会生活をしていると、どうしても自我が通らない場面に遭遇します。そんなときに流すのが悔し涙であり、悲しみの涙というわけです。

大人だけが流せる涙がある

大人になると、「悔し涙」や「悲しみの涙」さえも人前では流せなくなります。しかし、その代わりに、大人になって流すようになるのが、正真正銘の「情動の涙」です。

先ほど述べたように、映画やドラマを見て流す涙、オリンピック選手の活躍を見て流す涙がこれにあたります。いわば、もらい泣き、うれし泣きによって流す涙といってもいいかもしれません。「情動の涙」は、ストレスや自我というものを通り越し、相手に対する共感によって流す涙です。

「情動の涙」は、前頭前野が発達した大人になってはじめて流せるものであり、幼い子どもには流すことができません。なぜなら、この涙の根本にあるのは「他者への共感」だからです。さまざまな人生経験を積むことによって、銀幕やテレビ画面の向こうにいる人間の心境を思いやることができるようになるのです。

おもしろいことに、オリンピックの競技で自分が応援している選手が金メダルをとったのを見て涙を流すのは、状況としてはうれし泣きには違いないのですが、よく考えてみると、そこに至るまでのプロセスにはストレスの積み重ねがあります。たとえば、前回のオリンピックでは悔しい結果になり、今回もドキドキハラハラしながらテレビにかじりついているという状況は、ストレス以外の何ものでもありません。

しかし、その段階で泣いてしまうのは「ストレスの涙」であって、子どもが流す涙になってしまいます。大人の涙というのは、そうではなくて試合に勝った瞬間といった、何かが成就されたときに、思わずあふれてくるという性質の涙なのです。そうした涙を出せるのは、前頭前野が発達した人間の大人だけと断言してよいでしょう。

涙を流している自分自身はとくに苦しかったわけでもなく、自分が置かれた立場が大変だったわけではありません。しかし、相手の状況や相手の心の持ちようを、あたかも自分のものであるかのように共感するのが、大人だけが流せる情動の涙なのです。

つまり、情動の涙のメカニズムというのは、あくまでも共感がベースにあります。相手のことばを聞いて感心するという性質のものではありません。非言語のコミュニケーションによって、「ああ、あの人はものすごく苦労をしたんだろう」と直感力によって推測し、前頭前野の働きが一挙に高まると、涙のスイッチが入るのです。

泣くことは究極のストレス解消法だった！

涙を流すことの効果は、前頭前野を活性化するだけではありません。

みなさんは、涙をポロポロと流したあとで、やけにすっきりした気分になった経験はありませんか。このように、涙にはストレスの緩和という効果もあるのです。

これは、涙を流すという行為が自律神経の働きに深く関係しているからです。

前にも説明したように、自律神経系には交感神経と副交感神経という2種類の神経があり、この両者がバランスをとって生命活動を維持しています。私たちが目覚めている時間帯は交感神経が優位となり、脈拍、血圧を高め、呼吸を速めることによって体を緊張状態に保ちます。夜になると徐々に副交感神経が働くようになり、脈拍、血圧は低く、呼吸はゆったりするようになり、睡眠中は副交感神経が完全に優位になります。

ところが不思議なことに、情動の涙を流したとたんに、私たちの自律神経系は、いきなり交感神経から副交感神経にスイッチが切り替わってしまうのです。本来なら、夜寝る前に起きる現象が、昼間の覚醒時に起きるわけです。要するに、体は起きている状態なのに、脳はまるで寝ているかのようなリラックスした状態になってしまうわけです。

しかも副交感神経は、夜のリラックスした気分のときに、20分から30分かけて、ゆっくり優位になっていくものなのですが、それが一瞬のうちに働いてしまうのです。

いったい、これはどういうことを意味しているのでしょうか。

それは、泣くことによって、ストレスでゴチャゴチャになっていた脳をリセットしているのだと考えるとわかりやすいかもしれません。

私たちは、つらいこと、イヤなことがあっても、一晩ぐっすり眠ると解消することができます。涙を流すことは、それと同じ効果を、副交感神経にスイッチを入れることで一瞬のうちに劇的にもたらしてくれるわけです。

しかも、涙が出る直前の状態というのは、交感神経が非常に高まって興奮状態にあるのが一般的です。それが泣き出したとたんに一気に副交感神経に切り替わるのですから、その落差はすさまじいものがあり、効果も絶大です。

そして、脳がいったんその状態に突入すると、しばらくの間、もとに戻ることはできません。泣いている人が懸命にしゃべろうとしているのに、ことばが詰まって何もいえないという場面をよく目にしますが、それは脳科学的に考えると当然のことなのです。

大切なのは、なるべく涙を出して本気で泣くことです。号泣できれば理想的です。

反対によくないのは、泣くのを我慢したり、涙が出そうな寸前で終わらせること。交感神経が高まって興奮状態になったところでストップしてしまうので、これは脳には逆効果になってしまいます。

自分が泣ける映画を用意しておこう

ささいなことに動じない「ストレスフリーな脳」を手に入れるには、ストレスをためない工夫を知っておくことも大切です。そうした工夫の1つとして、私は涙をおおいに流してほしいと思うのです。

つまり、人のいないところで涙をポロポロと流して、人前では目をカッと見開いて堂々と生きるということを提案したいのです。具体的には、自分が絶対に泣けるという映画を2、3本ストックしておいて、折に触れて見るのがいいやり方だと思います。

私自身にとっては、マルチェロ・マストロヤンニとソフィア・ローレンが主演したイタリア映画『ひまわり』が一番泣ける映画です。最初に一面のひまわり畑が画面に映し出され、もの悲しいピアノの旋律が流れてくると、それだけでもう涙が出てきて止まりません。

先日などは、カーステレオでそのテーマソングが流れてきたので、車を運転しながら大泣きしてしまったほどです。

涙もろいことは、けっして恥じるべきものではありません。

ちょっとしたことでもすぐに涙を流せるということは、それだけ共感力や直感力が優れていることを意味しているからです。

たとえば、なんの苦労もないような子どもに『ひまわり』を見せても泣けるとは思えません。年を取った人が涙もろくなるというのは、それだけ共感できる内容を、記憶のなかに数多く持っているからなのです。

涙もろいというのは、さまざまな人生経験を積んでいる表れであり、いいことであると私は思っています。

ただ、この涙の効果というのは非常に強烈で、しかも長く効くものですから、それほど頻繁《ひんぱん》に実行する必要はありません。2カ月に1回程度で充分。もちろん、ひどくストレスがたまったときには、部屋にこもって映画を見て号泣してください。

2. 呼吸を合わせる

呼吸を合わせるということもまた、直感力を鍛える効果的な方法です。日本語には「気が合う」ということばがありますが、これはまさしく呼吸が合っている様子を示しています。そして、私たちはお互いが呼吸を合わせることで、共感する能力を活性化することができるわけです。

呼吸がうまく合うということは、実は相手の心と自分の心が共鳴することにつながります。たとえば、相撲の立ち合いでお互いの呼吸がうまく合うと、2人の心が共鳴してサッと立ち上がって取り組みがはじまります。ところが、お互いの呼吸が合わないと、いつまで経っても取り組みがはじまらないのです。

呼吸を合わせる能力は、私たちが赤ん坊のときからずっと身につけてきた力です。赤ん坊はお母さんの腕に抱かれている間に、お母さんの呼吸を肌で感じています。お母さんが落ち着いていてゆっくりした呼吸でいれば、子どもも安心してその呼吸に合わせてゆったりとした気分になるわけです。

だからこそ、他人と呼吸を合わせられる人間に育てるためには、母と子の触れ合いを欠かすことができません。そうした触れ合いが、共感力や直感力を育むのです。

幼稚園や小学校では、子どもたちがきちんと社会生活を営めるように、さまざまな方法で共感力や直感力を養おうとする試みがあります。毎年おこなわれる運動会はそのいい例でしょう。なかでも私が注目しているのが、綱引きという競技です。

同じチームに属する何人かの子どもたちが、みんなで声を合わせながら綱を引っ張ります。重要なポイントは、ただやみくもに綱を引っ張っているのではなく、掛け声をかけながらみんながタイミングをとって綱を引っ張っている点です。

これはまさに、一緒に綱を引いている人たちが、呼吸を合わせているといってよいでしょう。呼吸を合わせることによって、結果的に共感する能力を養っているわけです。

冷静に考えてみれば、「大勢で揃って綱なんか引いて何がおもしろいの？」といいたくなるかもしれません。

でも、あれは綱を引いて勝つことだけが目的なのではなく、同じチームに属するみんなの呼吸を合わせて、仲間意識や連帯意識を高める儀式だと考えてみればどうでしょう。

すると、あんな素朴な競技が、今に至るまで残っている意味がわかるでしょう。

似たようなことは、二人三脚にもいえます。最近ではやたらに人数が増えて、一〇人一一脚とか、一五人一六脚などという競技も見かけますが、いずれにしても呼吸を合わせなければ前に進めません。「イチ、ニ、イチ、ニ……」と声をかけながら、呼吸を合わせていくわけです。

そうして、困難を乗り越えてようやくゴールまで達したときには、たとえ勝負に負けてしまったとしても、仲間との連帯感は以前よりもはるかに強固なものになっていることでしょう。

もし、あなたが町内会や商店街の役職を担っていて、どうも最近は地域の人たちの結びつきが弱いと嘆いているなら、試しに綱引きや二人三脚をやってみるといいかもしれません。呼吸を合わせるという儀式を通じて親近感が高まり、その日から近所づきあいがガラッと変わることでしょう。

お神輿かつぎとサッカーの応援の共通点

呼吸を合わせることによって仲間意識を高める方法として、昔からおこなわれてきたのがお祭りです。

田舎に帰って、久しぶりに顔を合わせる仲間と一緒にお神輿《みこし》をかつぐという行為は、「ワッショイ、ワッショイ」と掛け声をかけることで、実は呼吸を合わせているのです。

自分のふるさとに帰って、たとえ一時的にせよ、昔の仲間や親類縁者と、呼吸を合わせて共感を確かめる。これもまた、綱引きと同じく仲間意識、連帯意識を高める儀式であることは間違いありません。

したがって、たとえお神輿が軽くて簡単にかつげたとしても、静かにやっていては意味がありません。威勢よく「ワッショイ、ワッショイ」と声をかけながら、お神輿を上下左右にリズミカルに揺らすことに意味があるのです。

呼吸を合わせるという行為は、昔からあらゆる地域に存在しています。農民が田植えのときに歌う田植え歌、漁師が網を引くときの舟歌なども、そうした行為の1つです。

こうした労働歌は、仲間が力を合わせて1つのことをする合図となるだけでなく、呼吸を合わせて連帯感を図ろうとするものでもあるのです。さらにいえば、そうした連帯感を強めることによって、がんばってつらい仕事に耐えるという意味があったのだと思います。

では、現代社会において、そうした行為はあるのでしょうか。

私が興味深く感じるのは、サッカーのサポーターの応援です。サッカーの試合を観ているとわかりますが、サポーターは試合がはじまってから終わるまでの約90分間、絶えず立ち上がって歌い続けています。「ご苦労だな」と思うかもしれませんが、スタジアムに行って観る限り、歌い続けていないとあまり意味がないのです。

というのも、歌を歌うことで、彼らは呼吸を合わせているからです。そうして、90分も歌い続けることで、サポーター同士に共感が生まれ、ことばでいちいち説明しなくてもわかる共感力や直感力が鍛えられていくわけです。もちろん、それと同時に自分たちのストレス解消にもなることはいうまでもありません。脳科学的に見ると、サッカーのサポーターの応援というのは、現代版のお神輿かつぎといっていいかもしれません。

坐禅やヨガをする場合は、1人で呼吸を調節してセロトニンを活性化するのですが、サッカーの応援は仲間同士で一緒に呼吸をする点が大きく違います。どちらも同じようにセロトニンを活性化させますが、仲間と一緒に呼吸をしているという点において、前頭前野の共感する能力を活性化する力は強力です。

その結果、仲間同士で緊張する方向に行くのではなく、何もしなくてもただ一緒に歌っていれば親しくなれるということにつながるのだと私は思います。

自分の郷里に帰ってお神輿をかついだり、サッカーの応援に出かけたりすることを、私はおおいにすすめます。

3. グルーミング

一般的にグルーミングというと、ペットをなでることを連想する人が多いでしょう。しかし、ここでいうグルーミングとは、人間同士で優しく心地よく触れることをいいます。

最近では、タッチセラピー、ヘッドマッサージ、リフレクソロジーと銘打った店が増えてきましたが、それらはまさにグルーミングの一種といってよいでしょう。

そうしたタッチセラピーなどの医学的な背景となっているのが、2章で説明したオキシトシンです。心地よく触ることで、オキシトシンの分泌を促すわけです。

以前はマッサージというと、肩こりや筋肉疲労に対応して、筋肉を強くもんだり骨格系へ働きかけるといったものでしたが、現在のマッサージは頭、肩、首筋、足などの皮膚の表面を心地よく触るものが中心となってきました。この心地よいというのが非常に重要です。

心地よい触覚がオキシトシン分泌につながるしくみ

心地よい触感からはじまって、最終的にオキシトシンを合成して分泌させる神経までへの経路が、最近の脳科学の研究で詳しくわかってきました。

ちょっと専門的な話になりますが、ひと口に「触覚」といっても、感覚を受けてからの神経の経路が2種類あります。1つは「認知的な触覚」による意識的な反応、もう1つはいわば「原始的な触覚」による無意識のうちの反応です。

この2つの反応は、触覚による刺激が大脳に入るかどうかに大きな違いがあります。

「認知的な触覚」は、巧みな動きでものを触るときの触覚をいいます。たとえば、ピアノを弾いたり、字を書いたり、ボールを投げたり蹴ったりするといった動きをするには、皮膚から伝わった感覚が非常に重要で、そのときは認知的な触覚と呼ばれる経路で神経を伝わり、大脳の内部にある体性感覚野《たいせいかんかくや》という部分に届きます。

このとき皮膚からの刺激が即座に大脳に送られて、その情報をもとに大脳が運動を制御するために巧みな動きができるわけです。この神経経路については昔から知られており、大脳生理学ではメインの研究の1つでした。

これに対して、最近の研究によれば、痛い、心地よいなどの原始的な触覚は、また別の経路を伝わることが明らかになってきました。こうした感覚は大脳には届きません。大脳辺縁系にある神経を介して、最終的に情動中枢である扁桃体《へんとうたい》というところに達します。

大脳に電気信号が入らないわけですから、大脳が制御して判断を下すわけではなく、無意識のうちにいわば本能的に反応が出ることになります。そして、この無意識の感覚経路こそが、オキシトシンをつくる経路であることがはっきりしたのです。

しかも、無意識の感覚経路では、情動中枢である扁桃体がかかわることがポイントです。扁桃体は「快か不快か」「好きか嫌いか」という二者択一の情動判定を下して、その判定がもし快であれば快の反応、不快であれば不快の反応を起こします。

したがって、不快な刺激がもたらされれば、その反応として無意識のうちにストレス反応が出ます。一方、快の刺激がもたらされれば、無意識のうちにオキシトシン神経が刺激されます。そして、オキシトシンが分泌されることで、自然とストレス中枢が鎮まるという流れになるのです。

〝孫の肩叩き〟が喜ばれる理由

触刺激によってオキシトシンを合成分泌させるには、どういう触り方がいいかということについては、すでに研究が進んでいます。もちろん、冷たくてはダメで、ぬくもりがある心地よい温度が大切であり、せわしなく触ってはいけないといった具合で、セラピストたちも経験上、いろいろなノウハウを身につけています。

残念ながら2020年に亡くなってしまいましたが、私が以前対談したことがある美容アドバイザーでセラピストでもある佐伯《さえき》チズさんは、タッチセラピーにあたっては、相手の呼吸をよく見て、呼吸に合わせて触れることを心がけていたとおっしゃっていました。

また、心地よさを演出するために、部屋に自然音を流したり、アロマオイルを焚《た》いたりといったように、トータルとして心地よい状況をつくり出すことに努めていたといいます。そうすることでオキシトシンが出やすくなり、ストレスが解消されるという流れができていたわけです。

もっとも、他人であるセラピストだからこそ、そうした配慮が必要になるのですが、気心が知れた家族なら、もっと気軽に触るだけでもオキシトシンが出てきます。

そこで思い出されるのが、日本に昔から伝わるグルーミングです。親と子、祖父母と孫がおこなう肩叩きは、まさにグルーミングの1つということができます。

そう考えると、肩叩きで叩く力はけっして強くなくていいことがわかります。おじいさん、おばあさんにとっては、4歳か5歳くらいの孫の弱い力でトントンと叩くくらいがちょうどいいわけです。

そんな肩叩きの効用について、医者や学者はこれまで懐疑的でした。「肩叩きなどをしても、まったく意味がない。もむわけでもないから血流は増えないし、叩くのではむしろ体によくない」というわけです。

でも、それならなぜ、おじいさんやおばあさんは喜んで、孫に「ありがとう」といってお小遣いをあげるのでしょうか。あれは単なるお世辞なのでしょうか。

いいえ、そうではありません。肩叩きというグルーミングによって前頭前野が活性化されて、本当に気持ちよくなっているのです。そうした事実がオキシトシンで説明できるわけです。

逆に、こんなこともあります。幼い子どもが興奮してなかなか寝つかないときに、お母さんが背中やお尻をトントンと叩いてやると、不思議なほどにコテンと眠ってしまうのです。あれもグルーミングの効用といっていいでしょう。

おしゃべりもグルーミングになる

オキシトシンが分泌される行動について、興味深い実験があります。

まず、子どもに対して人前でプレゼンテーションをするというストレスを与え、その直いています。

後にストレスホルモンであるコルチゾールの量を測ります。当然、コルチゾールは増えています。

その後、お母さんのところに行って、ベタベタくっつきながらおしゃべりをしてもらう。すると、コルチゾールの値がスッと下がり、同時にオキシトシンが増えていたのです。ここまでは、グルーミングとオキシトシン分泌のストーリーから想像がつくかと思います。

そこで、もう1つの実験があります。今度は、プレゼンのあとに子どもがお母さんとベタベタするのではなく、電話口でお母さんとお話をするのです。すると、やはり同じようにコルチゾールの値が下がるという結果が出ました。

要するに、直接触らなくても、おしゃべりをすることでオキシトシンが分泌されてストレスが解消されるというデータが出てきたのです。

考えてみれば、おしゃべりというのは、人間社会における一種のグルーミング行動なのでしょう。皮膚が直接触れ合わなくても、おしゃべりをするだけでオキシトシンが出るのです。

そう考えると、一家の団欒《だんらん》というのも、グルーミング行為に近いといっていいかもしれません。グルーミングができる家庭には、きちんとした非言語のコミュニケーションができる子どもが育ちます。共感の能力が発達して、直感力が鍛えられるからです。

しかも、この実験では面と向かって話したわけではなく、電話口の向こうとこちらで話しただけで、オキシトシンが分泌されたという点で注目すべきものといってよいでしょう。

仕事帰りの「ちょっと一杯」の脳への効用

おしゃべりでオキシトシンが出るということは、日々の生活でたまったストレスが、おしゃべりで解消できることを意味します。

そう考えてみると、仕事のあとのちょっと一杯という習慣は、脳科学的には正解だといえるかもしれません。実際に居酒屋でおしゃべりをしている人たちのオキシトシンを計測したわけではありませんが、日中の仕事でたまったストレスを、オキシトシンを合成分泌させることで、結果としてストレスを解消させているのでしょう。もちろん、職場の気の合う同士のランチ会や女子会でもいいと思います。

それは、日本だけではなくて、イギリスのパブやドイツのビアホールなども同じでしょう。仲間でワイワイ、ガヤガヤすることでオキシトシンを出しているわけです。しかも、日本の屋台や赤提灯《あかちょうちん》が、肩が触れ合うように狭い場所で飲んでいるのと同じように、パブやビアホールでも同じように狭くてワイワイ、ガヤガヤしているのは、まさにオキシトシンが出る状況といっていいかもしれません。

ただし、何でもいいから話をすればいいというわけではなく、心地よいおしゃべりでないといけません。苦手な上司や、あまり気が進まない人とおしゃべりするのでは、逆にストレスになってしまうでしょうし、話す内容があまり難しかったり深刻だったりすると、大脳が必死に働くことになり、オキシトシンを分泌する神経回路は働きにくくなりそうです。

触覚によるグルーミングの場合に当てはめて考えると、深く考えずにしゃべるときには大脳があまり働かず、無意識の神経回路を刺激することでオキシトシン分泌が盛んになるのかもしれません。

仕事のあとの「ちょっと一杯」は、最近では非生産的な行動として扱われたことに加えて、新型コロナの流行もあって、すっかり影をひそめてしまいました。しかし、新型コロナが一段落したら、良識的な範囲で復活させていいのではないかと思います。

オキシトシン不足になりやすいデジタル生活

最近では、仕事のあとの「ちょっと一杯」が少なくなった代わりに、スマホやパソコンを使って仲間の間でチャットをしたりメッセージを送ったりすることが多くなってきました。

仕事が終わるとそそくさと家に帰って、スマホやパソコンなどのデジタル機器を使って、いわゆるデジタル三昧《ざんまい》。それによって気晴らしになっている面があるので、それはそれでけっして悪くはないのですが、オキシトシンによる癒やしにはなりません。

どうして癒やしにならないかというと、デジタル機器でのチャットやメッセージは、基本的に文字化されるためです。文字化された情報というのは、まず大脳にある言語中枢に届きます。言語中枢に入ったその情報は、その後に無意識の神経経路を辿ってオキシトシン合成分泌まで辿り着くかというと、辿り着く場合もあるかもしれませんが、経路が長すぎます。少なくとも通常の経路では、ストレスホルモンを解消させるオキシトシン合成に至らないと考えられます。

ということは、仕事が終わったあとのスマホ操作は、ストレス中枢を鎮めていなかったことになります。むしろ、大脳が刺激されたりブルーライトを受けたりして、ストレス中枢が興奮したままなので眠れなくなってしまうのです。

サルの毛繕いはまさにグルーミング

グルーミングというと、サルの毛繕いを思い浮かべる人がいるかもしれません。サルは、1日のうちで結構な時間を費やして毛繕いをしています。

毛繕いの目的として、かつてはノミをとったり皮膚をきれいにしたりするという直接的な目的ばかりが注目されていました。確かにそうした要素もあるのですが、研究が進むにしたがって、むしろグルーミングという行為を通じて、仲間同士の緊張をほぐす役割のほうが重要だということがわかってきました。

人間が集団生活によってストレスを受けるのと同様に、サルにとっても群れのなかで生きるというのは、ストレスのかかる生活です。気難しいボスがいるかと思うと、乱暴な若い者や気の利かないメスがいて、対人、いや対猿関係はかなり複雑なはずです。そのなかでお互いがスキンシップを図り、グルーミングをすることによって、ストレスを緩和するのだと考えられます。

オス・メスにかかわらず、しっとりと2匹がグルーミング行動をすると、オキシトシンが出てストレス中枢が鎮まるのでしょう。あの行動によって、群れのなかで生活するストレスを上手に解消しているのだと考えると、納得できるのです。

グルーミングによってオキシトシンを出すのは哺乳類だけであり、爬虫類《はちゅうるい》や鳥類などにはない機能です。接触によって脳からオキシトシンを出し、それによってストレスを解消するというシステムは、進化の過程で身につけたすばらしい機能だと私は思っています。

「触れる側」「触れられる側」両方に効果がある

人がペットに対しておこなうグルーミングについて、おもしろい実験があります。

まず、犬を狭いケージに閉じ込めます。するとストレスが加わりますから、当然ストレスホルモンであるコルチゾールが増えます。

次に、そんなストレスがかかった犬に対して、人間がグルーミングをします。つまり、丁寧になでてあげるわけです。すると、犬のコルチゾールが下がると同時に、オキシトシンが増えるという結果になりました。犬も哺乳類ですから、オキシトシンの働きは人間と同じであることがわかったわけです。

この場合、ストレスがかかったのが犬であり、それをグルーミングで癒やしてあげるのが人間という役割でしたが、このとき人間のほうはどうなっているのでしょうか。

同じような実験で、人間の側のオキシトシンとコルチゾールを測定する研究をしたところ、興味深いことに、犬だけでなく人間のほうもオキシトシンが増えてコルチゾールが低下していたのです。

つまり、グルーミングをすることで、触る側と触られる側の両方がストレスを解消していたのです。ペットと触れ合うことで心を癒やすことは、以前からペットセラピーとして知られていますが、これは両方向性を持っていたことが解明されたわけです。

このことについては、先ほど紹介した佐伯チズさんも、対談で私にこうおっしゃっていました。

「私はセラピストという立場で、相手の人を癒やすためにタッチセラピーをしていますが、実は私自身が癒やされているんです」

まさに両方向性です。セラピーをしている側もされている側も、両方とも心地よければ、セラピストの側のオキシトシンも増えてストレス解消になっているということです。

ペットとの触れ合いが不安や寂しさを消す

ところで、新型コロナによる「コロナストレス」を受けて、ペットを飼う人が増えたといわれています。

知人からこんな話を聞きました。その人はバリバリ仕事をしている有能な女性なのですが、仕事がとても忙しいために、小学生の子どもにはしばしば寂しい思いをさせてしまうとのこと。しっかりした子ではあるそうなのですが、学童保育から帰って来ても両親が家にいないので、寂しさや不安感をまぎらすためか、しょっちゅう彼女の実家のおばあちゃんに長電話をしていたのだそうです。

そんな彼女の家で、最近になって犬を飼いはじめたという話を聞きました。すると、驚いたことに、おばあちゃんへの電話がぱったりとなくなってしまったというのです。

犬と触れ合うグルーミング効果によって、オキシトシンがしっかり分泌され、不安が消え去ったのでしょう。まさに幸せを招くハッピーホルモンです。

もちろん、田舎のおばあちゃんとの電話も間接的なグルーミング行為であり、電話によって不安が消える効果もあったはずです。しかし、やはり目の前で直接グルーミングができる犬にはかなわなかったのでしょう。

ペットの歴史というのは、人類とともにあるといってよいかもしれません。ペットがいるだけで、子どもはもちろん、高齢者も普通のサラリーマンも癒やされるのですから、その効果はすばらしいものです。

日本では以前からペットを飼うことがブームになっていますが、裏を返せば普段の生活でスキンシップの機会がそれだけ減ったからかもしれません。

ペットはしゃべらないからコミュニケーションができないという人がいますが、そう思うのは言語のコミュニケーションだけを念頭に置いているからです。ペットとの触れ合うというグルーミングは、前頭前野がつかさどる共感力を使ったコミュニケーションにほかなりません。

愛情ホルモンとしてのオキシトシンの働き

2章では、オキシトシン2つの働きとして、「ストレス中枢の興奮を鎮める効果」と「セロトニン神経の活性化」を取り上げました。

それに加えて、オキシトシンにはもう1つの働きがあります。それは「愛情を育む」ということです。

愛情を感じる人に触れるからオキシトシンが出るのはもちろんですが、オキシトシンが出ることによって愛情を育むという側面があるのです。

この3番めの働きについては、脳科学の世界では「オキシトシン＝愛情ホルモン」であるとして研究が進み出しているところです。

私が持っている情報では、まだはっきり解明されたわけではありませんが、愛情という特別な心の状況をつくり出すのには、背景にオキシトシンがあるといってよさそうです。

母性愛、家族愛、男女の愛、ペット愛など、「愛」という字がつく状況というのは、スキンシップが継続されることによって出てくる特別な心の情景といってよいでしょう。

つまり、オキシトシンの出るような状況が継続して起こることで、心地よさや好意といった感情が愛情という特別なものになっていき、その結果お互いの絆の心地よさを味わえるのです。

そのためには、1回や2回のスキンシップでは不充分です。年単位でオキシトシンが分泌される状況を続けている間に、おそらく脳のなかに特別な回路が形成されて、愛情という絆の心地よさを味わえるようになるのではないかと私は考えています。

介護ストレスを軽減するオキシトシンの可能性

オキシトシンの働きをうまく活用できそうなのが、介護の現場です。とくに認知症の高齢者の介護の現場では大きなストレスがたまりますが、それをオキシトシンの働きをうまく活用することで、かなり軽減できると私は考えています。

認知症の高齢者を介護するときは、ことばのコミュニケーションがうまくいかないことが多々あります。ことばや理性で相手を理解しようとしても、それが成り立ちません。

その結果、「何度もいってるじゃないか！」「ご飯はさっき食べたでしょ！」となって、ストレスはたまる一方です。

では、ことばでコミュニケーションがとれないならどうすればよいかというと、心地よく触れればいいのです。そうすれば確実に気持ちが伝わります。

大脳の認知機能が落ちて言語中枢はうまく機能していなくても、心地よい触刺激のような原始的な感覚を伝える神経回路は最後まで残っています。

そのため、大脳を経由しない心地よい触刺激がオキシトシンを分泌させて、お互いのストレスを解消させると同時に、愛情や絆の心地よさを無意識のうちに感じとることができるのです。

具体的には、腕をそっと触るのもいいでしょうし、手を握るのもいいでしょう。また、ごく軽く肩を叩くだけでも効果があります。

そうすると、介護されている人は癒やされて寝てしまうかもしれませんが、その人の心の領域には間違いなく伝わっています。

触るという原始的なコミュニケーションは、介護の現場では非常に重要なコミュニケーション手段なのです。

「直感力トレーニング」は母子関係からはじまる

オキシトシンの話はこれくらいにして、直感力の話題に戻しましょう。

直感力は、小学校に入るころまでに大きな発達を見せます。そのベースがつくられるのは幼いころの母子関係です。

もちろん赤ん坊はことばを話すことができず、発せられるのは泣き声と笑い声だけですが、それではたして、赤ん坊はお母さんの心が読めるのでしょうか。

その疑問については長らく議論の的でしたが、最近の研究によれば、赤ん坊は間違いなく母親の心を読んでいるということがわかっています。

お母さんが怒っていれば、赤ん坊はそれに対してビクビクするような反応を見せます。

また、お母さんがあせっているときは赤ん坊も落ち着かず、お母さんが優しい気持ちでいるときは赤ん坊も穏やかだというのです。

赤ん坊は確実にお母さんの心を理解しています。

では、赤ん坊はどうやってお母さんの心を読んでいるのでしょうか。

その大きな要素の1つは呼吸です。お母さんと赤ん坊はいつも触れ合っていますから、お母さんの呼吸が速かったり、息せき切ったりしているその状況を、赤ん坊は肌で感じることができるわけです。

また、心臓の音も重要な要素です。赤ん坊はおなかのなかにいるときからずっとお母さんの心臓の音を聞き続けているので、間違いなくその音を聞き分けています。

そして、最近注目されているのは、お母さんの視線です。赤ん坊はお母さんの目を見て、それがどこを向いているかということさえも認識できるというのです。

呼吸、心臓の音、視線の3つのポイントを把握できれば、たとえことばが話せなくても、充分に非言語のコミュニケーションができることはおわかりいただけると思います。

こうして赤ん坊は生まれてすぐに、母親の心の状態を理解できるのです。子育てをしているお母さん、あるいはこれから子どもを持つ女性には、このことをよく認識してほしいと思います。

やがてことばを覚えると、子どもは言語によるコミュニケーションをするようになるのですが、その時点でも、やはり非言語のコミュニケーションは重要な位置を占めています。

たとえば、けんかをするときは、相手の目つきが非常に大切な観察のポイントとなります。もし、相手がきつい目つきをしていれば、たとえことばでは優しいことをいっていても、「あいつ、本当は怒っているな」ということが理解できるわけです。

そうした非言語のコミュニケーションの力は、将来、社会に出たときに必須の能力といっても過言ではありません。そうした能力は、きょうだいが多ければ多いほど、あるいはさまざまな人と接触する機会が多ければ多いほど、けんかを含むスキンシップによって身についていくわけです。

かつての日本では大家族制が中心で、一軒の家に何世代、何親等もの家族が住んでいたので、人間同士が密な接触をすることができました。また、周囲にはさまざまな職業の人が出入りをしていたために、豊富な対人関係を築くことができました。

そうした社会では、自然と非言語のコミュニケーションを身につけることができ、共感力や直感力も無理なく身につけることができたのです。

「空気が読めない」のは「直感力」が関係している

現代日本で問題になっているのが、共感力がないままに育ってしまった子どもです。

確かに今の子育ての環境は、物理的には完璧といっていいかもしれません。個室があり、そこにはベッド、テレビ、パソコンまであります。外的にはすばらしい環境のなかで育つわけです。

しかし、そこには大きな落とし穴がありました。家族の単位が小さくなってしまい、1人っ子ということも珍しくなくなっています。そして母親は仕事に忙しく、子どもと母親がスキンシップできないままに過ごす、母子分離という現象が起きています。

その結果、子どもは非言語のコミュニケーションを身につける機会が極端に減ってしまい、共感する能力を身につけることができないでいるのです。

それだけではありません。子どもはテレビを観ていればおとなしいからと、テレビに子守をさせる。ところが、テレビというのは一方的なコミュニケーションでしかありません。赤ん坊がいくら笑いかけても、テレビは反応してくれないのです。そうした環境で日常生活を送っていれば、他人に共感することができない人間に育ってしまうのは、ごく自然の成り行きといっていいでしょう。

その結果、子どもに脳の発達障害が起こるのです。とくに脳のうちでも人間を人間らしくしている前頭前野というのは、人生経験を重ねるにしたがって発達していく部分です。それがうまく発達できないわけです。

それはそうでしょう。子どもの側からいくら働きかけても、テレビは反応しないのですから、共感力が育つわけはありません。

そうして今問題になっているのが、「空気が読めない」子。周囲の人が怒っているのか喜んでいるのかさえも理解できない子が増えているのです。そのために想像もつかないとんでもない行動をしてしまうわけです。

また、現代の日本ではきょうだいが少ないために、子ども同士のけんかもほとんど経験しないままに大きくなってしまいます。小さいころからけんかに慣れていれば、どこでやめなくてはいけないかが自然に身につくのですが、それがわかりません。

私たちの世代なら、相手が血を出したりしたら、そこでやめないと取り返しがつかなくなるということは、子どものときのけんかから学んでいます。

ところが、テレビやゲームというバーチャルの世界では、相手が血を出そうが倒れて動かなくなろうが、画面の向こうの世界ですから現実感がありません。そんな世界で育った子どもは、前頭前野の共感する能力が未発達のまま、人を殺してもなんとも思わないという脳がつくられてしまうのです。

ここ10年ほどの寒々しい風潮は、テレビに象徴される一方通行的なコミュニケーション、そしてスマホやインターネットに代表される言語に偏ったコミュニケーションがつくり上げてしまったような気がしてなりません。

私は、何もスマホやインターネットを使うなといっているわけではありません。ただ、そこにはある程度の歯止めや抑制された使い方が必要だと思うのです。

現在のように、機械を使って自分の欲望を成就するということに、なんのためらいもないようでは、共感力はますます低下し、さらに似たような事件が続出することになるでしょう。

脳は使わないとどんどん退化する！

現状を嘆いてばかりでは何も解決しません。どうしたらよいかという処方箋を考える必要があります。

まず大切なのは、子どもが小さいころは、お母さんがつねにそばについてあげることです。こんなことをいうと女性の敵だといわれそうですが、少なくとも子どもが3歳になるまでは、お母さんは家庭にいてほしいと思うのです。もちろん政治家や企業も、それが実現できるような社会に戻すよう、努力しなければなりません。

そして、子育てにおいては、意識してリズム運動を日常生活に取り入れることです。その第一歩は、しっかりおっぱいを吸わせること。これも口のまわりの筋肉を使ったリズム運動の一種だからです。そして、ものが食べられるようになったら、ご飯をしっかり噛んで食べる習慣をつけるようにしてほしいのです。

歩行のリズム運動でいえば、1日中ベビーサークルのような囲いのなかに閉じ込めるのではなく、しっかりとハイハイさせることが大切です。そして、立ち上がってからは、しっかり歩き、それから走るという、当たり前のリズム運動ができるようにすることです。また、テレビ漬け、ゲーム漬けといった生活を早い時期からはじめることがないようにしなければなりません。これは、セロトニン神経の発達や前頭前野の発達を阻害する恐れがあるからです。

幼稚園に入れば、集団生活のなかでそれなりに共感の能力を発達させる機会はあるでしょう。ただ、幼稚園を選ぶときは、幼児教育の考え方をよく吟味する必要があるかもしれません。リズミカルな運動や体操を取り入れて、太陽の光をたっぷり浴びながら体を動かすことを大切にする幼稚園ならいいのですが、なかには太陽の光を浴びないようにという発想の幼稚園もあるので注意しなければなりません。

小学校、中学校と進んでいくと、どうしても言語のコミュニケーションが主体となり、競争の世界に巻き込まれていきます。報酬によって意欲を増そうとするドーパミン神経的な発想になり、セロトニン神経が弱まってしまいがちです。そうしたなかで、日常的に太陽を浴びてリズム運動をする習慣をつけて、セロトニン神経を鍛えることは重要です。

もっとも、こんなことを書いていくと、「でも、そんな理想的な育ち方をしていないので、もう手遅れかも」と不安がる人がいるかもしれません。

しかし、心配はいりません。セロトニン神経、そして前頭前野はいくつからでも活性化できます。脳はいつでもダイナミックに変化するものであり、努力次第ですぐに活性化もされるし弱まりもする、と考えてください。

うつっぽい、ひきこもってしまったといっても、それが治らないものとあきらめる必要はまったくないのです。遺伝的にセロトニン神経に問題がある場合は別ですが、そうでなく、もともとは普通に生活していた人がキレやすくなったり、ひきこもったという場合には、時間がかかったとしても、本書で解説しているようなセロトニン神経や前頭前野を鍛える方法を続けていけば、充分にもとに戻すことは可能です。

最近は「うつ病なら、抗うつ剤で治る」という考えが主流になっていますが、それは危険な発想だと私は考えています。薬でセロトニンが出るようになっても、それでは薬をやめたら元の木阿弥《もくあみ》です。抗うつ剤を服用しているときでも、自分自身でセロトニン神経を活性化する努力は必要です。やがては、そうして抗うつ剤をやめる方向に進むのが正しい方法でしょう。

人間の体は、筋肉にしても臓器にしても、使われなければ機能がだんだん衰えていくという性質があります。これを「廃用性委縮《はいようせいいしゅく》」と呼ぶのですが、これは前頭前野やセロトニン神経にも当てはまることです。

だからこそ、毎日毎日、活性化させる努力が必要なのです。

オキシトシン効果を高める新しいコミュニケーション

新型コロナの感染拡大によって普及した新しい生活スタイルの1つに、ビデオ通話やオンラインミーティングがあります。仕事に限らず、プライベートでも広く使われるようになりました。私はすばらしいことだとポジティブに考えています。

「さっきは、デジタルによるやりとりはいけないといったじゃないか」と反論されるかもしれませんが、脳科学的にはかなり違う行動なのです。

　何が違うかというと、スマホによるチャットやメッセージは基本的に文字情報でしたが、ビデオ通話やオンラインミーティングは相手の声が聞こえ、顔が見えるという点にあります。文字情報は大脳の言語中枢に届いてしまいますが、顔が見えるコミュニケーションは無意識の神経回路を辿ってオキシトシン神経を刺激します。

　確かに対面によるコミュニケーションにはかないませんが、相手の顔が見えるというのは、オキシトシン効果を考えれば十分な条件です。ということは、顔が見えるオンラインのコミュニケーションは、ストレス解消に効果があるということになるわけです。

　電話を通じた会話でオキシトシンが出た研究について紹介しましたが、ビデオ通話はその進化系です。声に加えて相手の表情を見ることができるですから、オキシトシン効果もその分だけ高まるはずです。

　たとえば、遠くに住んでいる高齢の親と子どもが、オンラインで相手の表情を見るだけで安心でき、ストレス解消にもなるでしょう。

こうした技術が進歩すれば、物理的に同じ空間で生活しないでも、オンラインでそれにほぼ近い形の触れ合いができるようになるかもしれません。つまり、日常的に同じ屋根の下で生活しているようにコミュニケーションがとれるという社会になるかもしれません。それはそれで悪くない社会かなという気がします。

【4章】

本当の幸せは「脳」が教えてくれる

ウィズコロナ時代を生きるヒント

「ドーパミン原理」の幸せと「オキシトシン原理」の幸せ

幸せになりたいと誰もが願っています。でも、何が幸せなのかは人それぞれでしょう。「お金持ちになること」と答えた人は、目標を定めてそれが成就することに幸せを感じるのではないでしょうか。これはドーパミンによる報酬を期待する典型的な例といってよいでしょう。出世すること、有名になることというのも同じです。具体的な夢や目標を持ち、そこに向かってまっしぐらに励むという「ドーパミン原理」が、ここ数十年、世の中のすべてのジャンルで起こっていました。

しかし、それだけが幸せなのではありません。具体的な報酬を目指さなくても、幸せだと感じる価値のあるものが、この世の中には存在しています。それが人と人とのコミュニケーションであり、共感だと私は思います。これが「オキシトシン原理」による幸せです。「ドーパミン原理」と「オキシトシン原理」――幸せには2つの原理があるのです。

ドーパミン原理が通用したのは、経済が右肩上がりの成長を続けた時代まででした。経済も社会も成熟期を迎えた現在の日本では、幸せの原理をオキシトシン原理に切り替える必要があるのです。

「コミュニケーションと共感で、本当に幸せになれるの？」

これまで、ドーパミン原理にどっぷりつかってきた人は、そうした疑問を持つことでしょう。でも、試しに意欲よりも共感を意識してみてください。

その日から熾烈《しれつ》な競争もなくなります。いや、人間が群れで生活する限り競争は残っているでしょうが、あなたはそれを超越して「競争なんてどうでもいい。もっと大切なものがあるじゃないか」という気分になるはずです。

やがて、周囲の人とのコミュニケーションが楽しくなり、なんとなくほんわかした喜びの気分に浸れるようになってくるはずです。それがオキシトシン原理の幸せなのです。

もちろん、気持ちが通じ合える人が多いに越したことはないのですが、最低限、たった1人か2人でもいいのです。家族でも友人でも恋人でもいい。そうした人たちと心が通じ合えるだけで幸せになれることを知ってほしいのです。そのことに気がついたとき、あなたの価値観は大きく変わることでしょう。

ドーパミンは夢を叶える意欲の神経

本書では、「ストレスフリーな脳」になるために、セロトニン神経の働きが重要であると述べてきました。でも私たちは、ストレスに振り回されずに暮らしていければいいかというと、そうではありません。やはり、少しはお金を稼ぎたい、たまには海外旅行をしたいといった俗っぽい夢を持ちつつ、それが実現したときに幸せを感じるからこそ、毎日を平穏に生きていくことができるのです。

そう考えると、夢や目標に向かって努力するという「目標力」もまた、ストレスに負けない安定した心を持つための重要な要素であるといっていいでしょう。

私たちの脳のなかで、そうした「目標力」をつかさどっているのは、すでに述べたようにドーパミン神経です。ダルマの置物には、最初は片目を入れて願をかけ、願いが叶うともう一方に目を入れます。その、あとから入れる目に象徴されるように、自分の夢を完全なかたちにするときに働く神経がドーパミン神経なのです。

セロトニン神経やオキシトシン神経とドーパミン神経は、心地よさや愛情、目標という別々の要素に関連している神経ですが、どちらも「ストレスフリーな脳」をつくるために重要な神経であると私は考えています。

たとえば、学生生活をしている人は期末試験でいい点数をとったり、志望校の入学試験に合格するために、睡眠時間を削ってまで勉強しています。そうした行為を脳内で積極的にバックアップしているのはドーパミン神経です。

人によって目標は大学合格という人もいるでしょうし、お金持ちになること、あるいは出世こそ一番という人もいることでしょう。

悟りが足りない私たちは、そうした夢がなければ努力などはできませんし、夢なしに強く生きることは不可能なのです。

脳は報酬があるから努力できる

ドーパミン神経は私たちの意欲の源です。そして、その源を引き起こす力とは何かというと、報酬なのです。

セロトニンを分泌させるためには、太陽の光を浴びたりリズム運動をしたりといった、セロトニン神経を鍛えるための方法がありました。しかし、そうした方法によってドーパミンを簡単に分泌させることはできません。ドーパミン神経を活性化させる方法はただ1つ、報酬を前提として努力するということなのです。

そうした前提のもとで私たちが努力して、その努力が報われたとき、脳内ドーパミン神経からドーパミンという神経伝達物質が分泌されます。すると、私たちの心に喜びや快感がもたらされるわけです。こうした働きを持つドーパミン神経は「快」の神経と呼んでもいいでしょう。

こんなにすばらしい働きをする神経が脳のなかに存在するということを、まず私たちは理解すべきです。

脳科学的にもう少し詳しく説明すると、ドーパミン神経があるのは脳幹の中脳という場所です。そして、中脳から前頭前野に向けてドーパミンを分泌していくと、私たちに意欲が湧き出て、努力しようという気持ちになるのです。

もう1つ、ドーパミンが分泌される場所があります。それは、前頭前野の奥にある大脳辺縁系の側坐核《そくざかく》という場所です。側坐核は私たちの心の領域があるといわれている場所であり、そこにドーパミンが分泌されると、喜びや快感の感情が湧いてくるのです。

つまり、中脳にあるドーパミン神経、前頭前野、大脳辺縁系の側坐核という三角形がリンクしたときに、私たちの努力が完結するといってもいいかもしれません。

努力が成就して私たちが「快」を感じるのは、まさにそのときなのです。

ドーパミン神経と依存症の危険な関係

ドーパミン神経は、私たちの夢の実現にとってすばらしい働きをしてくれます。

しかし、そこには1つ大きな問題があります。それがどういう問題かを説明するには、ドーパミン神経が発見されたいきさつを紹介するのが早いでしょう。

ドーパミン神経の存在がはじめて知られるようになったのは、ラットによる自己刺激という実験でした。これはどのような実験かというと、ラットの脳の特定の場所に電極を入れておいて電流を流すというものです。

普通なら、実験者である人間が電流をビッと流して結果を調べるものですが、自己刺激というくらいですから、ラットが自分自身で電流を流すようにするわけです。

電流のスイッチはラットの生活しているケージのなかに置かれます。そこにたまたまラットが足を運んでスイッチに触れると、ビッと電流が流れるようにしておくのです。もし、このときに不快を感じたら二度とスイッチに触れないでしょうし、可もなく不可もないといった感触なら、その後は触れたり触れなかったりという結果になるはずです。

そのとき電極を入れた場所というのが、まさにドーパミン神経のある位置でした。

では、ドーパミン神経に電極を入れたラットが、たまたまスイッチに触れて電流が流れたあとで、どういう行動をとったと思いますか。

なんと、そのスイッチを叩き続けたのです。

つまり、「もっと、もっと」と快を求め続けて、歯止めが利かなくなってしまったわけです。人間にたとえれば、これは依存症の状態です。この依存症こそが、ドーパミン神経の持つ重大な問題なのです。

確かにドーパミン神経には、人間が努力する動機をつくるという立派な働きがあります。しかし、一歩間違えると、依存症に陥る原因にもなりうるのです。

アルコール依存症やパチンコ依存症は、この典型的な例です。お酒を飲んだときに得られる快感が忘れられずに、お酒を飲まないと生きていられないと感じるようになるのがアルコール依存症。パチンコで大当たりした快感が忘れられず、その夢を追いかけて朝からパチンコ屋に入り浸るというのがパチンコ依存症です。そのほかに薬物依存症、買い物依存症といった症状もまた、ドーパミン神経の暴走によるものです。

逆にいえば、依存症というのはドーパミン神経が暴走することによってつくられる一種の病気といってよいかもしれません。

ドーパミン神経とはそういう性質を持った神経であり、そうした神経を人間の脳が備えているということを、私たちは認識しなければなりません。

セロトニン神経こそ、唯一の歯止め

では、ドーパミン神経の暴走による依存症を解消するには、どうしたらよいでしょうか。

残念ながら、私たちがドーパミン神経に直接働きかけて分泌量をコントロールするということはできません。そもそも、それができるくらいなら、依存症はすぐに治るはずです。

では、方法がないのかといえば、1つだけあります。

ドーパミン神経の暴走による依存症は、セロトニンによって止めることができるのです。

セロトニン神経が活性化されてダルマの重しがしっかりつくられれば、「もっと、もっと」と舞い上がった心を、もう一度もとの状況に引き戻すことが可能になります。

つまり、セロトニン神経は、ドーパミン神経をコントロールする働きを持っているのです。逆にいえば、セロトニン神経が弱まってコントロールが利かなくなった状態が、依存症だというわけです。

したがって、ストレスに負けない安定した心身の状態、ひいては「ストレスフリーな脳」を持つためには、セロトニン神経だけが必要だとか、ドーパミン神経が強ければいいというのではありません。ノルアドレナリン神経を含めて、さまざまな要素が複合的にかかわり合って「ストレスフリーな脳」ができ上がると考えてください。

そういう目で今の社会を見ていくと、ダルマの重しとなるセロトニンが減りやすい環境になっています。多くの人が依存症かその予備軍となり、あちこちでドーパミン神経の暴走が起きているというのが現代社会の姿です。

少なくとも都会では、昼夜逆転を容認する社会ができ上がってしまい、スマホやパソコンをひとときも手放すことができない生活になってしまいました。また、家族の規模はどんどん小さくなり、もはや核家族などということばも使われないほど、当たり前の存在になっています。

また、母親は子どもが小さいころから仕事に出るため、家族内のスキンシップの機会も極端に減り、地域のなかでも人と人とが触れ合わずにすむ状況がつくられてしまいました。

こうした環境では、オキシトシン神経の働きが弱まるのは当然のこと。オキシトシン神経とセロトニン神経は受容体でつながっていますから、セロトニン神経も弱ってしまいます。勢いドーパミン神経の暴走が起こってしまうわけです。

とはいえ、昔の社会にそっくりそのまま戻せというのは無理な注文です。しかし、現代社会の便利な点を残したままで、セロトニン神経を活性化することは不可能ではないと私は思います。それができれば、私たちの社会はもっと暮らしやすく魅力あるものになるに違いありません。

先行き不透明な時代の「目標力」のあり方

「大きな夢を求めてひたすら努力に励めば、必ず幸せがやってくる」

これは今でも多くのアメリカ人が持っている、いわゆるアメリカンドリームの精神です。ここまで本書を読んだ方は、すぐにピンとくるでしょう。夢を捨てずにいれば、いつかはその報酬がもたらされるというのは、ドーパミン神経の「目標力」そのものの価値観ではありませんか。

確かに、この価値観に基づいて20世紀後半のアメリカは発展し、世界を制覇してきました。日本の戦後もまた、ドーパミン神経の「目標力」を重要視したことで、経済成長を遂げてきたのです。いまだにその幻想に取りつかれて、バブルやミニバブルを繰り返してきた人たちもいます。

しかし、もはやそうした価値観が時代遅れになっているのもまた事実です。すでに21世紀の日本やアメリカをはじめとする先進諸国では、このドーパミン神経の働きでは世の中を渡っていけません。なぜなら、すでに経済が右肩上がりの時代ではなくなっているからです。

経済が右肩上がりの時代であれば、努力しだいで多くの人に報酬を与えることができます。現在の中国やインドのような国なら、そうしたことも可能でしょう。しかし、日本やアメリカでは、もうそんな時代は過ぎてしまいました。多少の波はあっても基本的にデフレ社会が続き、可処分所得も増えることはないでしょう。億万長者になるとか出世して大金持ちになるという夢は、以前よりもはるかに叶えることが難しい、文字通り夢のまた夢になってしまったように思います。

今の時代、最後まで夢をあきらめずにいたら、とうとうそれを叶えることができたという人は、ほんの一握りに過ぎないでしょう。それだって、どれほど長続きするかもわかりません。言い換えれば、大半の人は夢を叶えることができず、必ずどこかで挫折や敗北が訪れるわけです。

そこで私たちに問われるのは、その挫折からどう気持ちを切り替えていくかという「切り替え力」ではないでしょうか。「目標力」でがんばるドーパミン神経ではなく、「切り替え力」を発揮するセロトニン神経を重視しない限り、私たちは幸せになれない時代に生きているのです。

「それでも、私は夢を捨てない」というのもまた、1つの考え方です。

ただ、そこで問題になるのは、「快」が満たされなくなったときの「不快」ほど、苦しいものはないということです。それは依存症の人を思い浮かべればわかるでしょう。アルコール依存症の人がお酒を飲めない不快、パチンコ依存症の人がいくらやっても大当たりが出ない不快というのは、並大抵のものではありません。

そうした大変なストレスに直面しながらドーパミン神経を追求するよりも、現実にうまく対処して「切り替え力」で乗り越えるほうが大切なのではないでしょうか。

とはいえ、ドーパミン神経の働きである「目標力」を捨てろというつもりはありません。それがなければ、人間は進歩も向上もなくなってしまうからです。要はドーパミン神経とほどほどにうまくつきあっていくことが、これからの時代を生きるためにもっとも大切なことなのだと思います。

それには、やはりオキシトシン神経とセロトニン神経を鍛えて、ドーパミン神経をうまくコントロールすることが大切なのです。

〝夢の大きさ〟ではなく〝夢の質〟を変える

人生の価値観をドーパミン原理からオキシトシン原理に移行するときに、大切なことが1つあります。それは、夢のレベルを小さくするのではないということです。

たとえば、ドーパミン原理にしたがって「年収1億円稼ぎたい」「社長になりたい」という目標を持っていた人が、オキシトシン原理で考えたとき、「年収1000万円稼ぎたい」「部長になりたい」という夢に変更すればいいというわけではありません。

具体的な目標を定めて、そこに向かおうとしている限り、それはドーパミン原理から抜け出せません。目標を小さくしたり、目標の設定を下げたりすることでは、けっして解決しないのです。〝夢の大きさ〟を変えても本質的な解決にはなりません。

では、どうすればよいのでしょうか。

オキシトシン原理で生きるためには、〝夢の大きさ〟ではなく〝夢の質〟を変えることがポイントです。報酬を目的として行動や生活を定めるのではなく、まったく別のところに自分の生きる目的を持っていくのです。

たとえば、外国に出かけてボランティアをするというのもいいでしょう。近所で困っている人を助けたり、村おこしの手伝いをするというのでもいいと思います。そこには、たくさん給料をとろうとか、少しでも出世しようという目標はありません。あるのはボランティア先で知り合った人や、仲間との心の交流なのです。

きれいごとだといわれるかもしれませんが、実際に年配の人にも若い人にも、そういう人たちが増えています。それというのも、もうドーパミン原理では幸せになれないことに感づいているからではないでしょうか。

もちろん、霞《かすみ》を食べて生きていけるわけはないので、なにがしかの生活費をどこかで稼ぐ必要はあるでしょう。そのためにドーパミン原理をゼロにする必要はないのです。

誤解していただきたくないのは、私はドーパミン原理を捨てて、オキシトシン原理だけで生きようといっているわけではないということです。

夢をまったく持たないで生きていくことは、よほど悟りきった人でなければできません。私たちのような一般の人間に、そこまで求めるのは無理な注文というものです。

ドーパミン神経というものが人間の脳にしくまれている以上、それをある程度活性化する生き方は必要だと思います。ただ、ドーパミン原理による夢は持ちつつも、それが叶わなかったときに、現実的に対処ができなくては日々の生活は送っていけません。

そういう意味では、オキシトシン原理とドーパミン原理がそれぞれベストミックスで活性化されるのが、理想的な幸福というものではないかと思うのです。

「ドーパミン原理」の婚活ではうまくいかない

ドーパミン原理とオキシトシン原理の葛藤《かっとう》は、結婚相手を選ぶときにも起こります。

いわゆる「婚活」をしている女性は、このドーパミン原理で相手を探していないでしょうか。「この人、どれくらい稼いでくれるのかしら」「いい生活ができるのかな」――これはすべてをお金に換算しているわけです。

こうしたドーパミン原理で婚活している限り、いつまで経っても解決はしません。

もちろん、女性だけではありません。

男性は男性で、「こんな美人と結婚すれば幸せだろうな」「一緒に連れて歩くと自慢できるぞ」というように、美醜の基準にしたがって婚活をしてはいないでしょうか。

結局のところ、相手との共感やコミュニケーションを楽しもうとするのではなく、いかにいい生活ができるか、いかに自分がイメージした夢が実現できるかという、ドーパミン原理で相手を見ているのです。それでは婚活は成功しません。

たとえうまく相手が見つかったとしても、共感をないがしろにしていては結婚生活は長続きしないでしょう。結婚直後にドーパミンで「快」の気分になっているうちはいいのですが、そのまま最後まで行くわけがありません。

給料がよかった男性だって、いつリストラされるかわからないのが、今の時代です。期待していた「快」が得られなくなったときの「不快」は、反動が大きいのです。そのとき共感やコミュニケーションの楽しみを知らない夫婦は、離婚という結論を出すしかなくなるでしょう。

確かに、戦後すぐに生まれた私たちの世代は、子どものときに焼け野原を見ていますから、「いい家に住みたい」「いい会社に入って稼ぎたい」と思っていましたし、「きれいな奥さんと結婚したい」といった夢も持っていました。今、振り返ってみれば、半分以上はドーパミン原理で突き進んできたような気がします。

でも、時代は右肩上がりの高度成長期でしたから、それでよかったのです。戦後20年もすれば誰だって焼け野原に建てられたバラックよりはいい家に住めましたし、戦後すぐの生活よりは当然向上していきました。

高度成長期までは、誰もが夢を実現できる時代だったのです。

しかし、残念ながら1960年代以降に生まれた人たちは、そうしたドーパミン原理では立ち行かなくなっているのです。

いくら女性が「結婚したらいい生活をしたい」といっても、すでに得るものは得てしまっています。今以上にいい生活をする余地はあまり残されていません。現代の日本はほとんどすべてが成熟して飽和していますから、仕事の面でも、物質の面でも、地位の面でも、行き着くところまで行き着いてしまっているのです。

現代においては、ドーパミン原理で婚活をしている限り、幸せな結婚はできないのです。

結婚は「共感力」を高める1つの修業

結婚というのは共感の世界です。なんだかんだいっても、最後には相手と共感できるかどうかで、幸せな結婚生活が送れるかどうかが決まります。いくら収入が多くても、いくら相手が美人（美男）でも、共感がなければ絶対に幸せになれません。

ですから私は、ドーパミン原理で婚活をしている人に、ぜひこういいたいのです。

「あなたは、共感の世界に入っていく覚悟ができているのですか？」と。

共感の世界というのは、他者とのゆるぎないコミュニケーションに基づいています。赤ん坊とはべったりとスキンシップをして、呼吸を合わせなくてはなりません。相手の親きょうだいはもちろん、親戚づきあいも必要でしょう。そうした新しい社会のなかにどっぷり入っていかなくてはならないのです。

それが結婚というものです。そのうえで自分の喜びや幸せを持つという価値観を確立しなくてはなりません。それにはドーパミン原理ではなく、共感の世界であるオキシトシン原理でいくしかありません。

このあたりは、20代で結婚してしまった人のほうが、抵抗なくスッと入ることができるかもしれません。親戚がうるさくても、育児が大変でも、世の中はこういうものなんだと思いながら、それなりに周囲の人たちと仲良く楽しくやっていけるのです。

ところが、30代、40代になって、世の中をある程度見てしまった人たち、とくに男女平等のなかで仕事をバリバリしてきた女性の価値観は、ドーパミン原理に染まっている可能性があります。給料も男性と同じ、地位も男性と同じなのが当たり前できた女性が幸せな結婚生活を送るには、根底から価値観を変える必要があると思うのです。

こんなことをいうと男女差別だといわれそうですが、そうではありません。給料や地位といった目標に向かって進むドーパミン原理自体が間違っているのです。

結婚は共感の世界ですから、オキシトシン原理で考えなくてはなりません。

価値観をオキシトシン原理に変えれば、お金はどうでもよくなってきます。もちろん、生活ができる程度のお金は必要ですが、給料がちょっと高いとか低いといったことで、幸せが左右されることはないと気づくのです。

それよりも、子どものかわいい笑顔が見られて、おいしいご飯が食べられて、夫婦が楽しく会話できることのほうが価値あることだと思うようになるでしょう。共感ができると、発想が根底から変わるのです。

「情けは人のためならず」の本当の意味

オキシトシン原理で生きていると、自分自身も楽しめるようになります。

というのも、共感やコミュニケーションというのは、他人のための行為ではなく、お互いの共同作業だからです。

そう確信したのは、私の知り合いからこんな話を聞いたからです。

その人のお父さんが会社勤めをしていたときは、まさにドーパミン原理一直線だったといいます。家庭よりも会社、家族よりも仕事という価値観を持っていて、子どもともあまり遊ぶひまがなかったという、当時の典型的なサラリーマンでした。

ところが、定年退職すると、そんなお父さんがボランティアをはじめたというので家族はびっくりしたそうです。病院通いのお年寄りや体の不自由な人を、ガソリン代程度で送迎するというボランティアだとかで、タクシーが高価で使えない人や待つのが大変だという人に喜ばれているのだそうです。

そして、ここが大切なのですが、そうしたボランティアをすることで、お父さん自身が「幸せをもらっている」と話しているそうなのです。人の役に立つという喜びが、何ものにも代えがたい幸福感をつくり出しているのでしょう。

「情けは人のためならず」ということばがあります。相手に情けをかけるのは相手のためにしている行為に見えるのですが、本当は自分のためになるのだという意味です。

このお父さんのボランティアの話は、まさしくそれに当てはまります。そして、これこそがオキシトシン原理によってもたらされる、共感のすばらしさなのです。

お金を儲けるためにやるのではなく、ほかの人のためになることをしようと思っているうちに、自分自身にも見返りがくるわけです。

「もっといい家に住みたい」「もっとお金が欲しい」というドーパミン原理からオキシトシ

ン原理にシフトしていけば、共感という人生の喜びを経験できるのです。

ウィズコロナ時代こそ「オキシトシン原理」で生きる

江戸末期の開国、敗戦によるアメリカ支配――そうしたエポックメイキングな事件を経て、私たち日本人の行動様式や価値観は、すっかり西洋化してしまいました。ドーパミン原理に染まってしまったのです。

しかし、時代は大きく変わりました。地球の資源には限界があることが認識され、誰もがみな金持ちになっていい生活をしようとしたら、地球がいくつあっても足りないことがわかってきました。地球温暖化、気候変動、パンデミックなど、私たちを取り巻く課題は、どれ1つとして、自分のことだけを考えていたら解決できないものばかりです。それどころか、1つの国だけでも解決できません。私たちは地球という星で暮らす運命共同体であると考えないことには、どうにもならない時代に生きているのです。

そんな時代には、隣人のことを思いやり、共感しながら、オキシトシン原理で生きていくことが欠かせません。

実は私たち日本人も、かつてはオキシトシン原理が中心で動いていた時代がありました。

その典型が開国前の江戸時代です。江戸時代の社会というのは、共感力を働かせる社会だったといっても過言ではありません。

侍の世界では、自分を捨てて人々のために何かをすることが価値観の中心にありました。滅私奉公という考え方は、その後の戦争の思想に利用されてしまいましたが、もともとは江戸時代の共感力を表していることばなのです。

一般の人もまた、金儲けや出世を考える人はごく少数で、ほとんどの人は家族や友人と楽しく語らうことに喜びを見いだしていました。落語に出てくる横丁のご隠居さんのように、他人のために無償でいろいろ面倒を見ている人たちもたくさんいたのです。お客さんが喜ぶ顔を見られればお金なんかどうでもいいという、粋な職人さんたちもいました。江戸時代は、まさにオキシトシン原理の価値観が大切にされた時代だったのです。

こうした価値観や思想をもたらしたのは何かといえば、日本人の精神的な土壌になっている仏教の世界であり、禅の世界です。

本当に価値があるものはお金ではないと教えてくれたことで、江戸時代の人々は幸せに暮らすことができ、さまざまな文化が花開いたのだと私は考えています。

もちろん、江戸時代の暮らしや考え方がすべてよかったというつもりはありません。しかし、現代の行動様式や価値観を反省する際、1つの手本になることは間違いありません。

私が提案したいのは、経済的な豊かさを充分に確保したままで、共感力に優れた社会にするということです。経済の状態を維持しつつ、かつての日本人が持っていた共感力を取り戻すことこそが、私たちに新しい幸せのかたちを教えてくれるのです。

新型コロナによって、これまでの生活スタイルを見直す機会が与えられた今こそ、江戸時代の生き方を見直すいい時期ではないでしょうか。これからの時代は、オキシトシン原理で生きることが、私たちに幸福をもたらす唯一の方法だと私は考えます。

デジタルとアナログの「ハイブリッド生活」のすすめ

新型コロナウイルスによる感染症が終息したとしても、またいつか別の感染症が人類を襲うことは間違いないでしょう。

人々が都市に密集する生活様式は、あまりにもリスクが大きいことを私たちは身をもって知りました。私たちの生活様式がコロナ以前にそっくりそのまま戻ることは、もうないのではないかと思います。

幸いなことに、デジタル技術の進歩によって、毎日通勤電車に揺られて社員全員が密集して仕事をするという勤務体系は、一部の職種を除いて必要性が薄れつつあります。

その一方で、1日中家にひきこもってパソコンを操作していることで、心身に不調を生じてしまった人が数多くいることは本書の冒頭で述べた通りです。

では、このウィズコロナの時代において、心身の健康を保ちながら暮らしていくには、どうすればよいのでしょうか。

結論からいうと、朝起きてから夜寝るまで、のべつ幕なしのデジタル三昧の生活はやめるべきです。セロトニンとオキシトシンの活性が弱り、そのことが睡眠ホルモンであるメラトニン不足につながり、「ストレスに弱い脳」をもたらしてしまいます。

とはいえ、現代社会で生活する以上、スマホやパソコンは不可欠な存在です。

そこで私が提案したいのが、デジタルとアナログの「ハイブリッド生活」です。朝から夕方まではデジタル中心の生活をして、夕食を食べてベッドに入るまではアナログ生活に戻すというものです。

脳のしくみを味方につける1日の過ごし方

もう少し具体的に説明しましょう。

朝は、リモートワークで通勤時間が減った分だけ早起きして、朝日を浴びながら体を動かす習慣をつけます。これだけでもセロトニン神経が活性化されます。晴れている日は、できれば、朝30分、昼30分、午後30分というように、1日に1時間半くらいは太陽にあたってください。セロトニンが出ることで気分が爽快になり、適度に交感神経が活性化して仕事がはかどりますし、メラトニンの原料にもなるからです。

朝一番から夕方までは、デジタル機器に向かってしっかり仕事をして大丈夫です。セロトニン神経自体は、デジタル機器を使ったからといって弱ることはありません。

夕方になったら、オキシトシンが出る生活を意識しましょう。1日中仕事をしていればセロトニン神経は弱まってしまい、イライラして怒りっぽくなっているかもしれないからです。たとえば、ペットのグルーミングをしたり、軽いマッサージを受けたり、誰かとおしゃべりしたりするのです。仕事後にちょっと一杯行くのもいいでしょう。

そうした行動がオキシトシンを分泌させることで、ストレス中枢を鎮めると同時に、セロトニン神経を再び元気にしてくれます。

そして、夕食が終わったら寝るまで、極力デジタル機器を使わないことです。これこそが、たとえひきこもり生活が続いても、病まないための一番の心構えです。

デジタルはいけないといっても、前に書いたように、田舎にいる親とビデオ通話をするといったことはグルーミングの一種ですから例外です。要は仕事のメールや友人とのチャットのような、デジタル機器での文字情報のやりとりをしないということです。スマホやパソコンなどの液晶ディスプレイから発せられるブルーライトが目に入ることで、メラトニンの合成がストップするというデメリットもあります。

いずれにしても、大脳を使いすぎることなく、ベッドに入るまでのんびり過ごしましょう。

このように、朝はセロトニン生活、たそがれ時はオキシトシン生活、夕食から寝るまでの間はメラトニンがしっかり分泌される生活を送ることが、ウィズコロナ時代に「ストレスフリーな脳」をつくる秘訣だと私は考えています。

本書は『ストレスに強い脳、弱い脳』(2009年)として小社より刊行されたものを改題し、大幅に加筆、修正したものです。

青春新書
INTELLIGENCE

こころ涌き立つ「知」の冒険

いまを生きる

〝青春新書〟は昭和三一年に――若い日に常にあなたの心の友として、その糧となり実になる多様な知恵が、生きる指標として勇気と力になり、すぐに役立つ――をモットーに創刊された。

そして昭和三八年、新しい時代の気運の中で、新書〝プレイブックス〟にその役目のバトンを渡した。「人生を自由自在に活動《プレイ》する」のキャッチコピーのもと――すべてのうっ積を吹きとばし、自由闊達な活動力を培養し、勇気と自信を生み出す最も楽しいシリーズ――となった。

いまや、私たちはバブル経済崩壊後の混沌とした価値観のただ中にいる。その価値観は常に未曾有の変貌を見せ、社会は少子高齢化し、地球規模の環境問題等は解決の兆しを見せない。私たちはあらゆる不安と懐疑に対峙している。

本シリーズ〝青春新書インテリジェンス〟はまさに、この時代の欲求によってプレイブックスから分化・刊行された。それは即ち、「心の中に自らの青春の輝きを失わない旺盛な知力、活力への欲求」に他ならない。応えるべきキャッチコピーは「こころ涌き立つ〝知〟の冒険」である。

予測のつかない時代にあって、一人ひとりの足元を照らし出すシリーズでありたいと願う。青春出版社は本年創業五〇周年を迎えた。これはひとえに長年に亘る多くの読者の熱いご支持の賜物である。社員一同深く感謝し、より一層世の中に希望と勇気の明るい光を放つ書籍を出版すべく、鋭意志すものである。

平成一七年　　刊行者　小澤源太郎

著者紹介

有田秀穂〈ありた ひでほ〉

医師・脳生理学者。東邦大学医学部名誉教授。セロトニンDojo代表。

1948年東京生まれ。東京大学医学部卒業後、東海大学病院で臨床、筑波大学基礎医学系で脳神経系の基礎研究に従事、その間、米国ニューヨーク州立大学に留学。東邦大学医学部統合生理学で、坐禅とセロトニン神経・前頭前野について研究、2013年に退職、名誉教授となる。各界から注目を集める「セロトニン研究」の第一人者。メンタルヘルスケアをマネジメントするセロトニンDojoの代表も務める。

『脳からストレスを消す技術』(サンマーク出版)、『医者が教える疲れない人の脳』(三笠書房)、『セロトニン生活のすすめ』(小社刊)など著書多数。

脳《のう》科《か》学者《がくしゃ》が教《おし》える
「ストレスフリー」な脳《のう》の習慣《しゅうかん》

青春新書
INTELLIGENCE

2021年1月15日　第1刷

著者　有《あり》田《た》秀《ひで》穂《ほ》

発行者　小澤源太郎

責任編集　株式会社プライム涌光
電話　編集部　03(3203)2850

発行所　東京都新宿区若松町12番1号 〒162-0056　株式会社青春出版社
電話　営業部　03(3207)1916　振替番号　00190-7-98602

印刷・中央精版印刷　製本・ナショナル製本

ISBN978-4-413-04609-1